KUCHAŘKA NULA BELLY

Lahodná jídla pro zvýšení metabolismu, spalování tuků a transformaci vašeho těla

René Šimek

autorská práva Materiál ©2023

Všechno Práva Rezervováno

Ne součástí tohoto _ rezervovat Smět být použitý nebo přenášeno v žádný formulář nebo podle žádný prostředek bez a správné psaný souhlas od _ vydavatel a autorská práva majitel až na pro stručný citace použitý v A Posouzení. Tento rezervovat by měl ne být považováno A nahradit pro lék, legálně, nebo jiný pr z essional Rada.

OBSAH

OBSAH..3
ÚVOD...7
SNÍDANĚ...9
1. Palačinky a sirup s nulovým břichem..............................10
2. Snídaňové muffiny se slaninou a avokádem....................12
3. Pomerančové skořicové koláčky......................................15
4. Červená paprika, mozzarella a slanina Frittata...............18
5. Sýrové a klobásové koláče..21
6. Snídaně Quiche...23
7. Chicharrones con Huevos (vepřová kůže a vejce)...........25
8. Snídaňová mísa s malinou a kakaem................................27
9. Anaheim pepř Gruyere vafle...29
10. Oříškové kakaové cereálie..31
11. Snídaňové tacos...33
12. Sýrová omeleta se slaninou a pažitkou..........................35
13. Pizza vafle...37
14. Omeleta ze sardele, špenátu a chřestu...........................39
15. Podzimní dýňový chléb s nulovým břichem..................41
16. Mražené Zero-Belly ccino..43
17. Sladká a krémová vejce..45
18. Ovesná kaše s nulovým břichem....................................47
19. Sýr Čedar potažený těstem...49
20. Sýrová vařená vejce..51
21. Mahón Kale klobásový omeletový koláč.......................53
22. Omeleta Monterey Bacon-Scallions...............................56
23. Uzená krůtí slanina a avokádové muffiny......................58
24. Snídaňové papriky Chorizo..61
25. Krémová čokoláda a avokádová pěna............................63
26. Sýrové palačinky se zakysanou smetanou.....................65
27. Vesuvská míchaná vejce s provolonem.........................67
28. Rozkošné dýňové muffiny z lněného semínka...............69
29. Pečená šunka a kapustová míchaná vejce......................71

30. Omeleta z papriky a šunky 73
31. Palačinky z chia mouky 75
32. Chocó Mocha Chia kaše 77
33. Káva Snídaně snů z lněného semínka 79
34. Crimini houba s vařenými vejci snídaně 81
35. Omeleta z vaječných bílků a špenátu 83
SVAČINKY A PŘEkrmy 85
36. Pancetta a vejce 86
37. Pizza Margherita s nulovým břichem 88
38. Snadná, Peasy, sýrová pizza 90
39. Zero-Belly Trio Queso Quesadilla 92
40. Roztavit slaninu a sýr 94
41. BLT role 96
42. Portobello pizza 98
43. Pizza s bazalkou a paprikou 100
DRŮBEŽ 103
44. Kuřecí koláč 104
45. Klasická kuřecí parmigiana 107
46. Pečená krůtí stehno 109
47. Pomalu vařené řecké kuře 111
48. Pečené kuře zabalené ve slanině 113
49. Křupavé kuře na kari 115
50. Perfektní pečená kuřecí křidélka 117
51. Kuře v omáčce Kung Pao 119
52. Kuřecí BBQ pizza 122
53. Pomalu vařené kuřecí masala 124
54. Pečené kuře na másle 127
55. Kuřecí parmazán 129
PLODY MOŘE 132
56. Sladkokyselý Snapper 133
57. Smetanová treska jednoskvrnná 135
58. Štikozubec smažený na pánvi 137
59. Pesto a mandlový losos 139
60. Limetkový avokádový losos 141
61. Glazovaný sezamový zázvorový losos 143

62. Máslové krevety...145
63. Sushi přátelské s nulovým břichem...............................148
64. Plněné avokádo s tuňákem...150
65. Bylinkové pečené filety z lososa....................................152
66. Losos s ořechovou krustou...155
67. Pečený glazovaný losos...157
68. Lososové burgery...159
POLÉVKY A DUŠE..161
69. Hovězí vývar s rozmarýnem na česneku.......................162
70. Bouillabaisse rybí guláš...165
71. Dušené hovězí maso a brokolice....................................168
72. Dušené mušle..170
73. Smetanové kuře a dýně dušené......................................173
74. Sladký bramborový guláš...175
75. Hovězí guláš...177
76. Tuňákový guláš..180
77. Polévka z květáku a sýra..182
78. Polévka z kuřecí slaniny...185
DEZERTY...188
79. Ranní zephyr dort..189
80. Kuličky z arašídového másla..191
81. Pekanové lněné semínko Blondies..................................193
82. Mátová čokoládová zmrzlina...196
83. Nafouknuté kokosové vafle...198
84. Malinový čokoládový krém...200
85. Syrové kakaové oříškové sušenky..................................202
86. Dýňové tvarohové muffiny bez hříchu..........................204
87. Kyselé lískooříškové sušenky s šípkovým čajem..........206
88. Tatarské sušenky s nulovým břichem............................208
89. Zmrzlina z lesních jahod..210
90. Mini citronové tvarohové koláče....................................212
91. Fudgy arašídové máslo čtverce......................................214
92. Citronové čtverce a kokosový krém..............................216
93. Bohatý mandlový dort a čokoládová omáčka..............218
94. Dort s arašídovým máslem v čokoládové omáčce........220

SMOOTHIES..222
95. Zelené kokosové smoothie..223
96. Zelené ďábelské smoothie..225
97. Green Dream Smoothie s nulovým břichem................227
98. Smoothie z celeru a ořechů s nulovým břichem..........229
99. Smoothie s limetkou a mátou..231
100. Red Grapefruit Kale Smoothies....................................233
ZÁVĚR..235

ÚVOD

Vítejte v kuchařce Zero Belly! V této sbírce výživných receptů vás zveme, abyste se vydali na cestu ke zdravějšímu já. Přístup Zero Belly se zaměřuje na výživu vašeho těla zdravými složkami, které podporují vyvážený metabolismus, pomáhají spalovat tuky a podporují celkovou pohodu. Tato kuchařka je vaším průvodcem vytvářením chutných jídel, která vám pomohou dosáhnout vašich cílů v oblasti zdraví a kondice.

V Zero Belly věříme, že jídlo může být výživné i uspokojující. Vybrali jsme sbírku receptů, které upřednostňují ingredience s vysokým obsahem živin a chuti a zároveň s nízkým obsahem přidaných cukrů, nezdravých tuků a umělých přísad. Tyto recepty jsou navrženy tak, aby vám pomohly optimalizovat váš metabolismus, podpořit zdravé trávení a dosáhnout štíhlejšího a zdravějšího těla.

Na těchto stránkách najdete řadu chutných receptů, které zahrnují řadu chutí, textur a kuchyní. Od vydatných snídaní a živých salátů až po chutné hlavní chody a dezerty bez viny, vytvořili jsme rozmanitou kolekci jídel, která vás udrží spokojení a nabití energií po celý den. Každý recept je pečlivě vytvořen tak, aby vám poskytl rovnováhu makroživin, vitamínů a minerálů, a přitom byl chutný a snadno se připravoval.

Tato kuchařka je ale víc než jen kompilace zdravých receptů. Provedeme vás principy přístupu Zero Belly, podělíme se o tipy na výběr přísad, poskytneme strategie pro plánování jídla a nabídneme vhled do vědy, která stojí za výživou vašeho těla pro optimální zdraví. Naším cílem je umožnit vám činit informovaná rozhodnutí o potravinách, které jíte, a vytvořit udržitelný a příjemný přístup ke zdravému stravování.

Ať už tedy chcete shodit pár kilo, zvýšit hladinu energie nebo si jednoduše osvojit zdravější životní styl, nechte se na této cestě stát vaším společníkem kuchařka Zero Belly Cookbook. Připravte se na výživu svého těla lahodnými jídly, která změní způsob, jakým vypadáte, cítíte se a žijete.

SNÍDANĚ

1.Palačinky a sirup s nulovým břichem

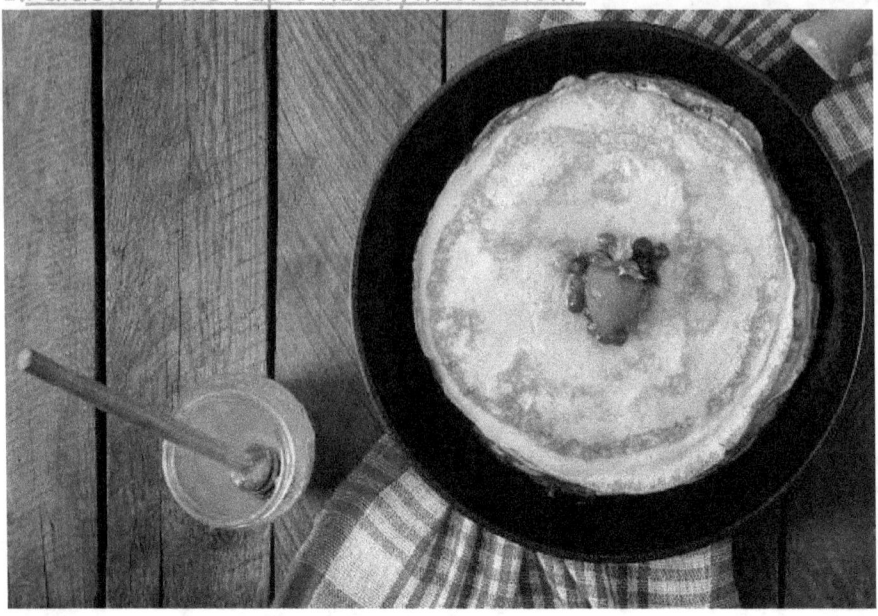

Celkový čas: 30 MIN Servírujte: 5

SLOŽENÍ:
NA SIRUP:
- 2 lžíce javorového sirupu, bez cukru
- ½ šálku vlákninového sirupu Sukrin

NA palačinky:
- 4 vejce, velká
- 2 lžíce erythritolu
- ½ lžičky jedlé sody
- 3/4 šálku ořechového másla dle vašeho výběru
- 1/3 šálku kokosového mléka
- 2 lžíce ghí
- 1 lžička skořice

INSTRUKCE:
- Přidejte javorový sirup a sirup z vlákniny sukrin do sklenice nebo malé misky a pomocí lžíce míchejte, dokud se nespojí. Sklenici zakryjte a dejte stranou, dokud nebude potřeba.
- Vejce, erythritol, jedlou sodu, kokosové mléko, ořechové máslo a skořici dejte do kuchyňského robotu a rozmixujte.
- Rozehřejte ghí na nepřilnavé pánvi a použijte asi ¼ šálku na palačinku. Vařte, dokud palačinka neztuhne, poté otočte a dokončete vaření; položte na talíř.
- Opakujte se zbývajícím těstem a talířem.
- Dolijeme sirupem a podáváme.

VÝŽIVA: Kalorie 401 | Celkové tuky 32,5g | Čisté sacharidy: 3,6 g | Bílkoviny 12,8g | Vláknina 5,3 g)

2. Snídaňové muffiny se slaninou a avokádem

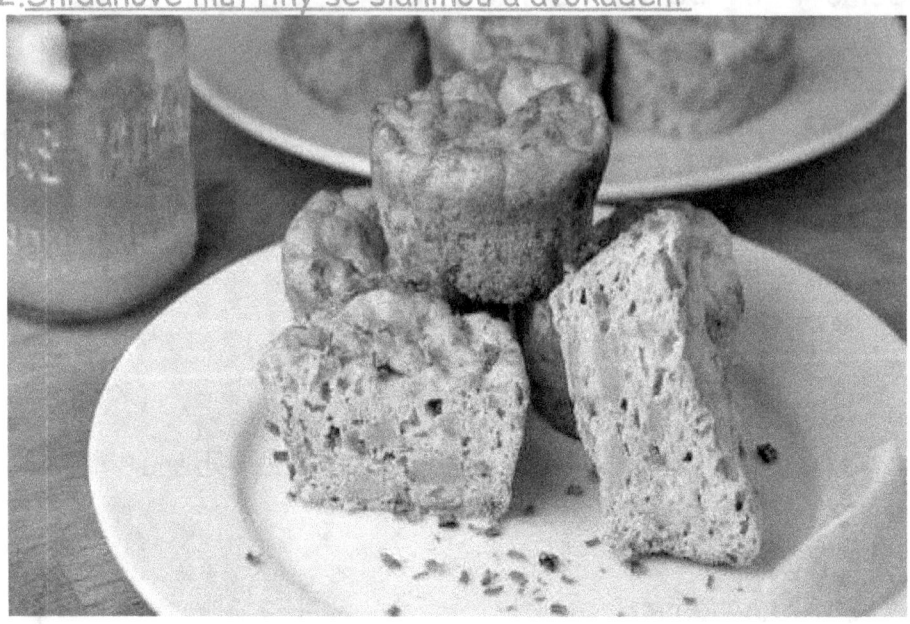

Celkový čas: 41 MIN| slouží: 16)

SLOŽENÍ:
- ½ šálku mandlové mouky
- 1 ½ lžíce prášku ze slupek psyllia
- 4,5 unce sýra Colby jack
- 1 lžička prášku do pečiva
- 1 lžička česneku, nakrájeného na kostičky
- 1 lžička pažitky, sušené
- 3 stonky jarní cibulky
- 1 lžička koriandru, sušeného
- ¼ lžičky červených chilli vloček
- Sůl a pepř
- 1 ½ lžíce citronové šťávy
- 5 vajec
- ¼ šálku lněného semínka
- 1 ½ šálku kokosového mléka z krabice
- 5 plátků slaniny, nakrájené na nudličky
- 2 avokáda, na kostičky
- 2 lžíce másla, bio

INSTRUKCE:
- Do mísy přidejte mouku, koření, citronovou šťávu, vejce, lněnou krupici a kokosové mléko. Míchejte dohromady, dokud se důkladně nespojí.
- Rozpalte pánev a opečte nudličky slaniny do křupava, poté přidejte máslo a avokádo.
- Do těsta přidejte směs slaniny a avokáda a promíchejte.
- Nastavte troubu na 350 F a vymažte formy na košíčky.
- Nalijte těsto do formiček a pečte 26 minut. Vyjměte z trouby a před vyjmutím z formy vychladněte.

- Sloužit. Zbytky skladujte v lednici.

VÝŽIVA: Kalorie 163 | Celkové tuky 14,1g | Čisté sacharidy: 1,5g | Bílkoviny 6,1g | Vláknina 3,3 g)

3.Pomerančové skořicové koláčky

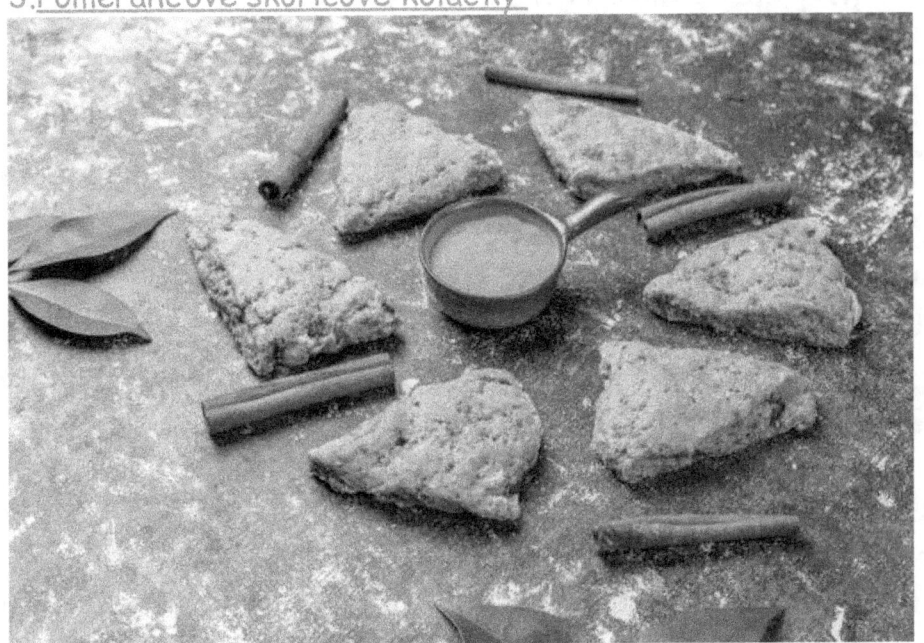

Celkový čas: 30 MIN Porce: 8)

SLOŽENÍ:
- 1 lžíce zlatého lněného semínka
- 1 ½ lžičky skořice
- ½ lžičky soli
- 7 lžic + 1 lžíce kokosové mouky
- ½ lžičky prášku do pečiva
- Kůra z jednoho pomeranče
- ¼ šálku másla, nesoleného, nakrájeného na kostky
- ¼ šálku erythritolu
- ¼ lžičky stévie
- 2 vejce
- 2 lžíce javorového sirupu
- ½ lžičky xanthanové gumy
- 1/3 šálku husté smetany
- 1 lžička vanilky

NA MRAZU:
- 20 kapek stévie
- 1 lžíce pomerančové šťávy
- ¼ šálku kokosového másla

INSTRUKCE:
- Nastavte troubu na 400 F.
- Do mísy dejte všechny suché ingredience kromě xantanu a 1 lžíce kokosové mouky. Do suché směsi přidejte máslo a míchejte, aby se spojilo.
- Kombinujte sladidlo a vejce, dokud se důkladně nepromíchají a nezískají světlou barvu. Vložte do javorového sirupu, zbývající mouku, xanthanovou gumu,

hustou smetanu a vanilku; mícháme, dokud se nespojí a nezhoustne.
- Přidejte mokrou směs do sucha, odložte si 2 lžíce tekutin, promíchejte a přidejte skořici a rukama vytvarujte těsto. Vytvarujte do koule a vtlačte do dortu jako do tvaru. Nakrájejte na 8 kusů.
- Umístěte na plech vyložený pečicím papírem a odloženou tekutinou potřete vršek koláčků.
- Pečte 15 minut, vyjměte z trouby a nechte vychladnout.
- Před podáváním si připravte polevu a pokapejte koláčky.

VÝŽIVA: Kalorie 232 | Celkové tuky 20g | Čisté sacharidy: 3,3 g | Bílkoviny 3,3g | Vláknina: 4,3 g)

4.Červená paprika, mozzarella a slanina Frittata

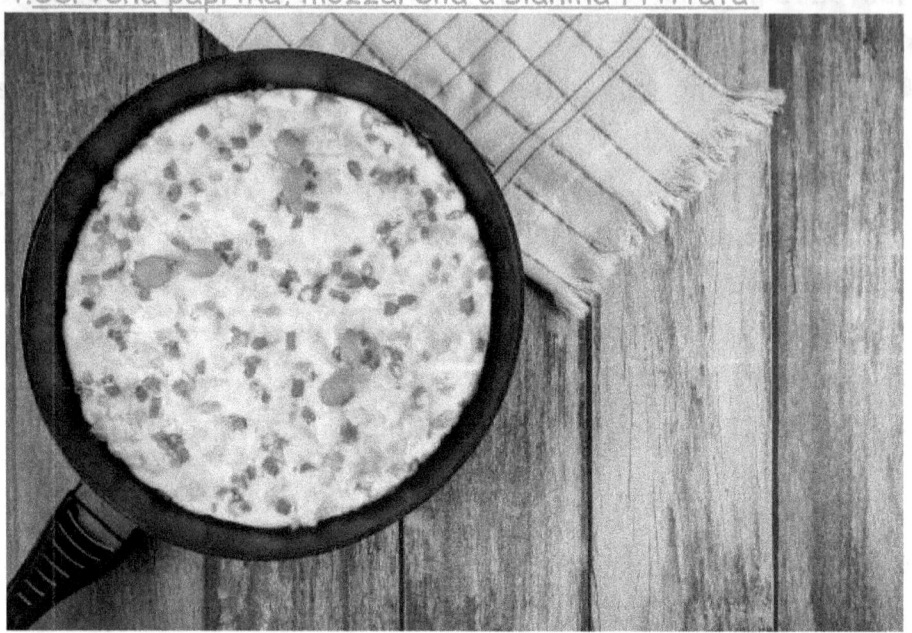

Celkový čas: 35 min Servírujte: 6

SLOŽENÍ:
- 1 lžíce olivového oleje
- 7 plátků slaniny
- 1 červená paprika, nakrájená
- ¼ šálku husté smetany
- ¼ šálku parmazánu, strouhaného
- 9 vajec
- Sůl a pepř
- 2 lžíce petrželky, nasekané
- 4 šálky žampionů Bella, velké
- ½ šálku bazalky, nasekané
- 4 oz sýr mozzarella, nakrájený na kostky
- 2 oz kozí sýr, nakrájený

INSTRUKCE:
- Nastavte troubu na 350 F.
- Na pánvi rozehřejte olivový olej, přidejte slaninu a opékejte 5 minut, dokud nezhnědne.
- Přidejte červenou papriku a vařte 2 minuty do změknutí. Zatímco se pepř vaří, přidejte do mísy smetanu, parmazán, vejce, petržel, sůl a pepř a promíchejte.
- Přidejte houby do hrnce, promíchejte a vařte 5 minut, dokud nenasáknou tukem. Přidejte bazalku, vařte 1 minutu a poté přidejte mozzarellu.
- Přidejte vaječnou směs a pomocí lžíce přemisťujte ingredience tak, aby se vejce dostalo na dno pánve.
- Posypte kozím sýrem a vložte do trouby na 8 minut a poté 6 minut opékejte.

- Pomocí nože vypáčte okraje frittaty z pánve a položte na talíř a nakrájejte.

VÝŽIVA: Kalorie 408 | Celkové tuky 31,2g | Čisté sacharidy: 2,4g | Bílkoviny 19,2 g | Vláknina: 0,8 g)

5.Sýrové a klobásové koláče

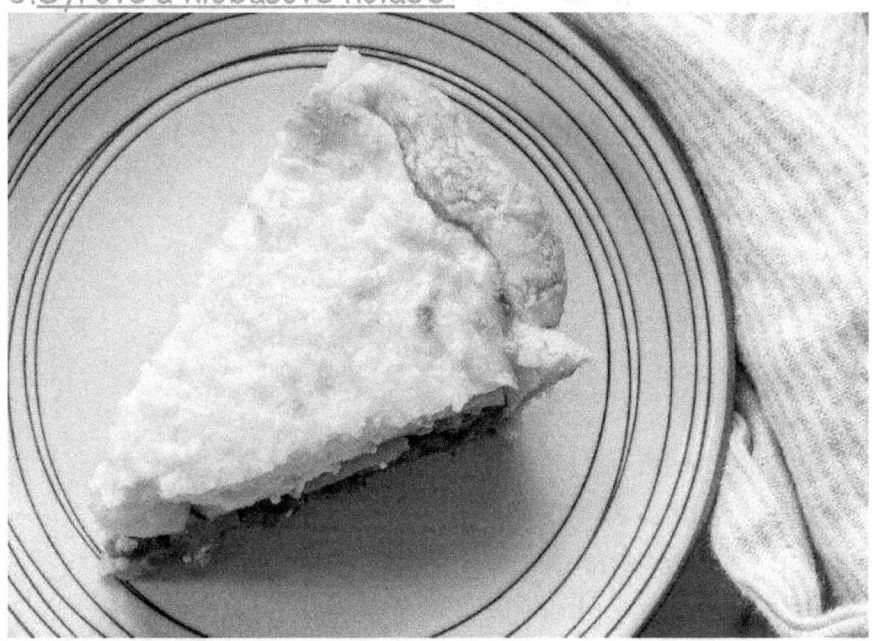

Celkový čas: 40 min Servírujte: 2

SLOŽENÍ:
- 1 ½ kusu kuřecí klobásy
- ½ lžičky rozmarýnu
- ¼ lžičky jedlé sody
- ¼ šálku kokosové mouky
- ¼ lžičky kajenského pepře
- 1/8 lžičky soli
- 5 žloutků
- 2 lžičky citronové šťávy
- ¼ šálku kokosového oleje
- 2 lžíce kokosového mléka
- ¾ sýr čedar, strouhaný

INSTRUKCE:
- Nastavte troubu na 350 F.
- Nakrájejte klobásu, rozpalte pánev a uvařte klobásu. Zatímco se klobásy vaří, smíchejte v misce všechny suché ingredience. V jiné misce smíchejte žloutky, citronovou šťávu, olej a kokosové mléko. Přidejte tekutiny do suché směsi a přidejte ½ šálku sýra; přeložte, aby se spojily a vložte do 2 ramekinů.
- Do těstíčka přidáme uvařené klobásy a lžící vtlačíme do směsi.
- Pečte 25 minut navrchu dozlatova. Navrch dejte zbylý sýr a opékejte 4 minuty.
- Podávejte teplé.

VÝŽIVA: Kalorie 711 | Celkové tuky 65,3g | Čisté sacharidy: 5,8 g | Bílkoviny 34,3 g | Vláknina: 11,5 g)

6.Snídaně Quiche

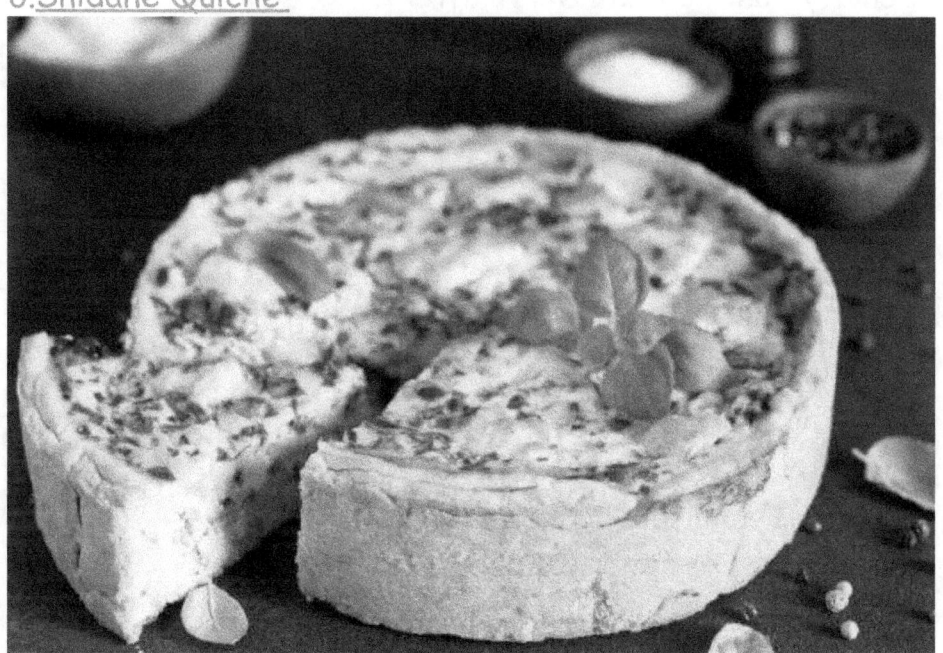

Celkový čas: 30 MIN Servírujte: 2

SLOŽENÍ:
- 3 lžíce kokosového oleje
- 5 vajec
- 8 plátků slaniny, uvařených a nakrájených
- ½ šálku smetany
- 2 šálky baby špenátu, nasekané nahrubo
- 1 šálek červené papriky, nakrájené
- 1 šálek žluté cibule, nakrájené
- 2 stroužky česneku, mleté
- 1 šálek žampionů, nakrájených
- 1 šálek sýra čedar, nastrouhaný
- Sůl

INSTRUKCE:
- Předehřejte troubu na 375 F.
- Ve velké míse smícháme všechnu zeleninu včetně hub.
- V jiné malé misce rozšleháme 5 vajec se smetanou
- Opatrně naberte zeleninovou směs do formy na muffiny potřené sprejem na vaření, potřete vaječnou a sýrovou náplní do ¾ formiček na muffiny. Navrch posypeme nakrájenou slaninou.
- Dejte do trouby péct na 15 minut nebo dokud není vrch quiche pevný.
- Před podáváním nechte několik minut vychladnout.

VÝŽIVA: Kalorie 210 | Celkové tuky 13g | Čisté sacharidy: 5 g | bílkoviny 6g)

7.Chicharrones con Huevos (vepřová kůže a vejce)

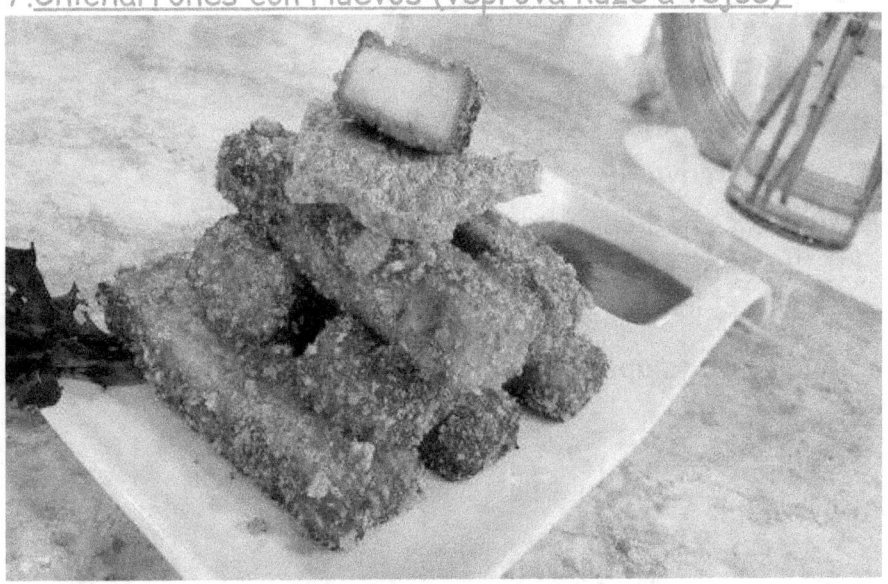

Celkový čas: 30 MIN Servírujte: 3

SLOŽENÍ:
- 4 plátky slaniny
- 1,5 oz vepřové kůže
- 1 avokádo, na kostičky
- ¼ šálku cibule, nakrájené
- 1 rajče, nakrájené
- 2 papričky jalapeňo, zbavená semínek a nakrájená
- 5 vajec
- ¼ šálku koriandru
- Sůl a pepř

INSTRUKCE:
- Rozpálíme pánev a opečeme slaninu, dokud nebude mírně křupavá. Vyjměte z hrnce a dejte stranou na papírové ubrousky.
- Do hrnce přidejte vepřové kůže spolu s cibulí, rajčaty, pepřem a vařte 3 minuty, dokud cibule nezměkne a nezměkne.
- Přidejte koriandr, jemně promíchejte a přidejte vejce. Rozšleháme vejce, přidáme avokádo a přiklopíme.
- Sloužit.

VÝŽIVA: Kalorie 508 | Celkové tuky 43g | Čisté sacharidy: 12g | Bílkoviny 5 g | Vláknina: 5,3 g)

8. Snídaňová mísa s malinou a kakaem

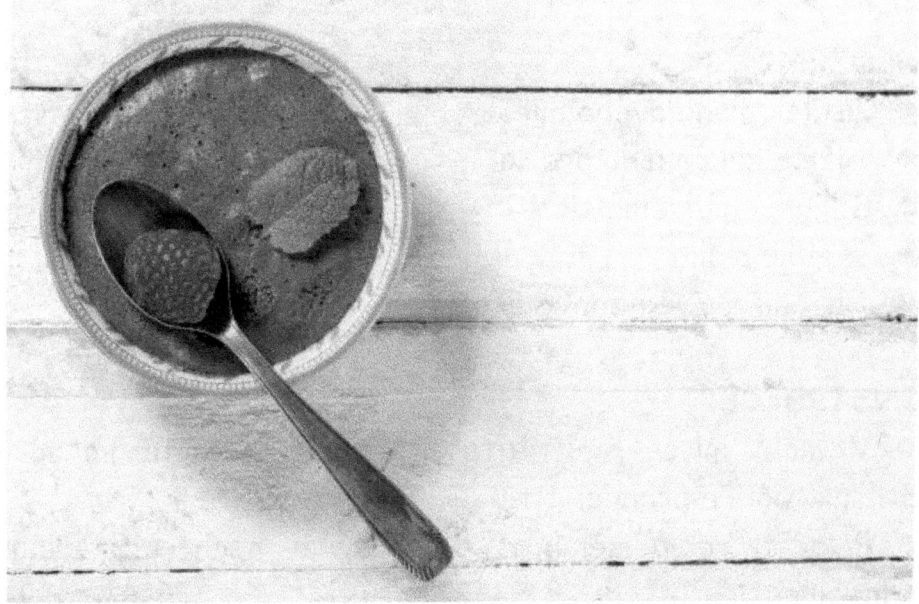

Celkový čas: 40 min Servírujte: 1

SLOŽENÍ:
- 1 šálek mandlového mléka
- 1 lžíce kakaového prášku
- 3 lžíce chia semínek
- ¼ šálku malin
- 1 lžička agáve nebo xylitol

INSTRUKCE:
- V malé misce smíchejte mandlové mléko a kakaový prášek. Dobře promíchejte.
- Přidejte chia semínka do mísy a nechte 5 minut odpočinout.
- Pomocí vidličky načechrejte směs chia a kakaa a poté dejte do lednice vychladit alespoň na 30 minut.
- Podávejte s malinami a navrchu pokapejte agáve

VÝŽIVA: Kalorie 230 | Celkové tuky 20g | Čisté sacharidy: 4g | bílkoviny 15g)

9.Anaheim pepř Gruyere vafle

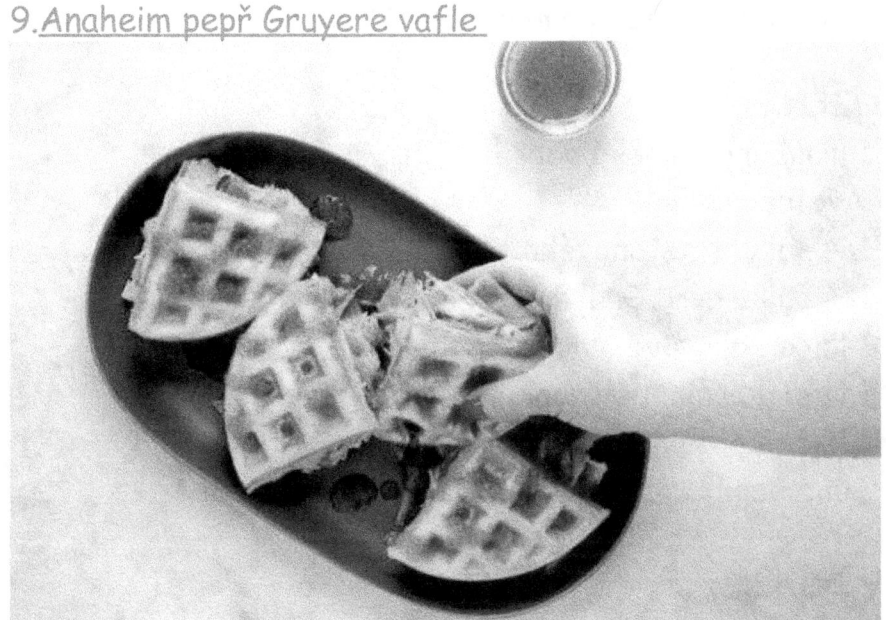

Celkový čas: 16 MIN| Servírujte: 2

SLOŽENÍ:
- 1 malá anaheimská paprika
- 3 vejce
- 1/4 šálku smetanového sýra
- 1/4 šálku sýra Gruyere
- 1 lžíce kokosové mouky
- 1 lžička prášku Metamucil
- 1 lžička prášku do pečiva
- Sůl a pepř na dochucení

INSTRUKCE:
- V mixéru smíchejte všechny ingredience kromě sýra a anaheimského pepře. Jakmile jsou ingredience dobře promíchány, přidejte sýr a pepř. Dobře promíchejte, dokud se všechny ingredience dobře nepromíchají.
- Zahřejte vaflovač; nalijte na vaflovou směs a vařte 5-6 minut. Podávejte horké.

VÝŽIVA: Kalorie 223,55 | Celkové tuky 17g | Čisté sacharidy: 5,50 g | Bílkoviny 11g)

10. Oříškové kakaové cereálie

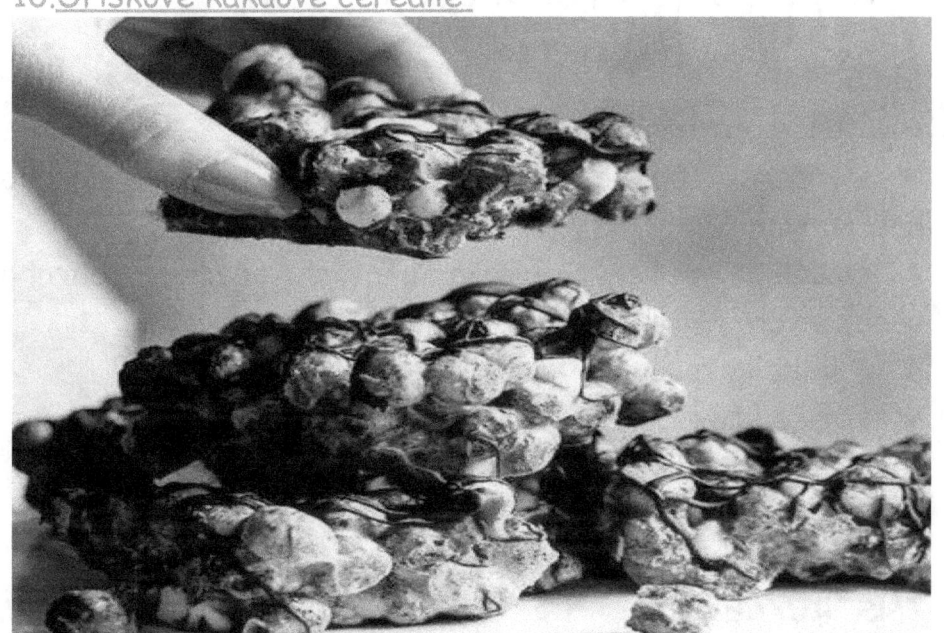

Celkový čas: 12 MIN| Servírujte: 2

SLOŽENÍ:
- 3 lžíce bio másla
- ¾ šálku opečených vlašských ořechů, nahrubo nasekaných
- ¾ šálku opečených makadamových ořechů, nahrubo nasekaných
- ½ šálku kokosových kousků, neslazených
- ½ lžíce stévie (volitelně)
- 2 šálky mandlového mléka
- 1/8 lžičky soli

INSTRUKCE:
- V hrnci na středním plameni rozpustíme máslo. Do hrnce přidejte opražené ořechy a míchejte 2 minuty.
- Do hrnce přidejte strouhaný kokos a pokračujte v míchání, aby se ingredience nepřipálily.
- Zakápněte stévií (pokud používáte) a poté nalijte mléko do hrnce. Přidat sůl. Znovu promíchejte a vypněte teplo.
- Před podáváním nechte 10 minut odpočinout, aby se suroviny nasákly mlékem.

VÝŽIVA: Kalorie 515 | Celkové tuky 50,3g | Čisté sacharidy: 14,4 g | Bílkoviny 6,5 g | Vláknina: 7,3 g)

11. Snídaňové tacos

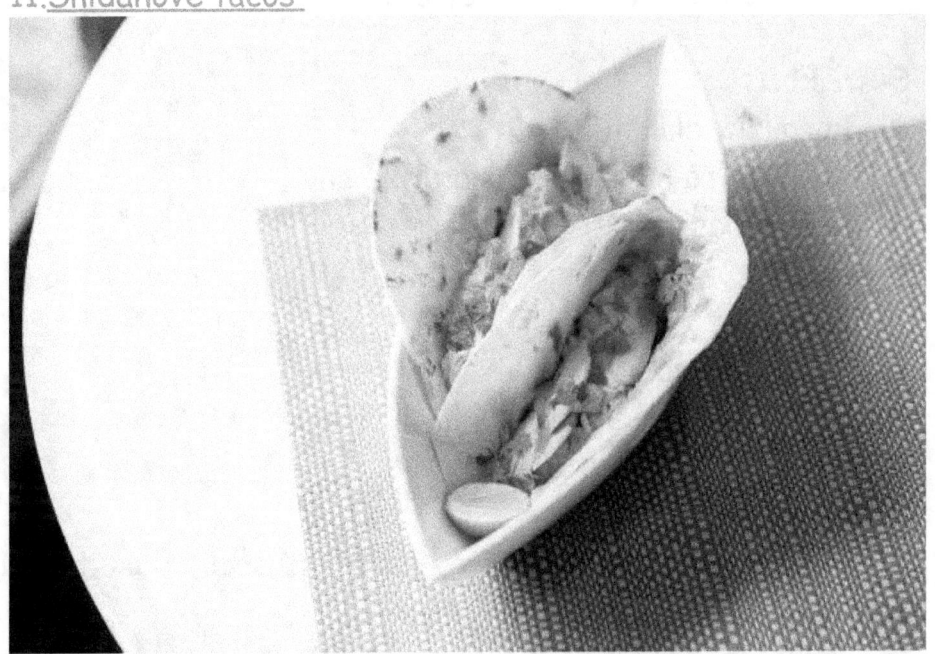

Celkový čas: 25 MIN Servírujte: 3

SLOŽENÍ:
- 3 proužky slaniny
- 1 šálek sýra mozzarella, nastrouhaný
- 2 lžíce másla
- 6 vajec
- Sůl a pepř
- ½ avokáda, na kostky
- 1 oz sýr čedar, strouhaný

INSTRUKCE:
- Slaninu opečte dokřupava, dejte stranou, dokud není potřeba.
- Zahřejte nepřilnavou pánev a vložte do ní 1/3 šálku mozzarelly a vařte 3 minuty, dokud okraje nezhnědnou. Umístěte dřevěnou lžíci do misky nebo hrnce a pomocí kleští zvedněte sýrové taco z hrnce. Opakujte se zbytkem sýra.
- Na pánvi rozpustíme máslo a rozmícháme vejce; pro dochucení použijte pepř a sůl.
- Vejce vmícháme do ztuhlých skořápek a poklademe avokádem a slaninou.
- Posypeme čedarem a podáváme.

VÝŽIVA: Kalorie 443 | Celkové tuky 36,2g | Čisté sacharidy: 3 g | Bílkoviny 25,7 g | Vláknina: 1,7 g)

12.Sýrová omeleta se slaninou a pažitkou

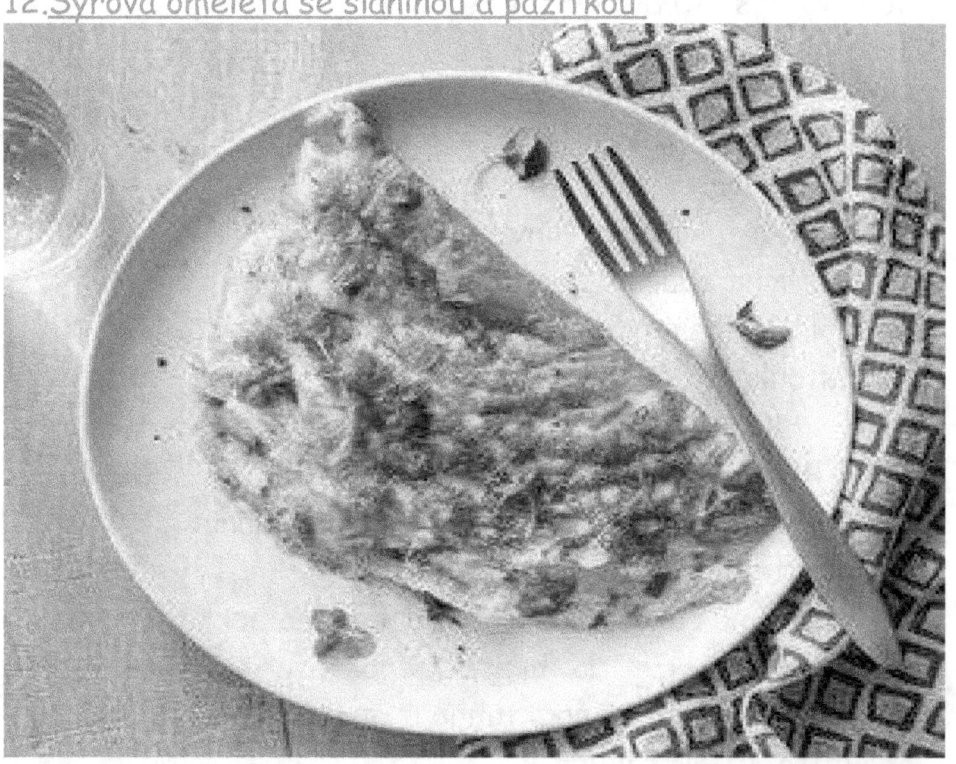

Celkový čas: 30 MIN Servírujte: 1

SLOŽENÍ:

- 2 vejce, velká
- Sůl a pepř
- 1 lžička tuku ze slaniny
- 1 oz sýr čedar
- 2 plátky slaniny, vařené
- 2 stonky pažitky

INSTRUKCE:

- Vejce rozšleháme a podle chuti přidáme pepř a sůl. Nasekejte pažitku a strouhaný sýr.
- Rozpálíme pánev a slaninu opečeme do horké.
- Přidejte vejce do hrnce a posypte pažitkou. Vařte, dokud okraje nezačnou tuhnout, poté přidejte slaninu a opékejte 30–60 sekund.
- Přidejte sýr a několik dalších pažitek. Pomocí stěrky přeložte na polovinu. Stisknutím uzavřete a otočte.
- Ihned podávejte.

VÝŽIVA: Kalorie 463 | Celkové tuky 39g | Čisté sacharidy: 1g | Bílkoviny 24g | vláknina 0g)

13. Pizza vafle

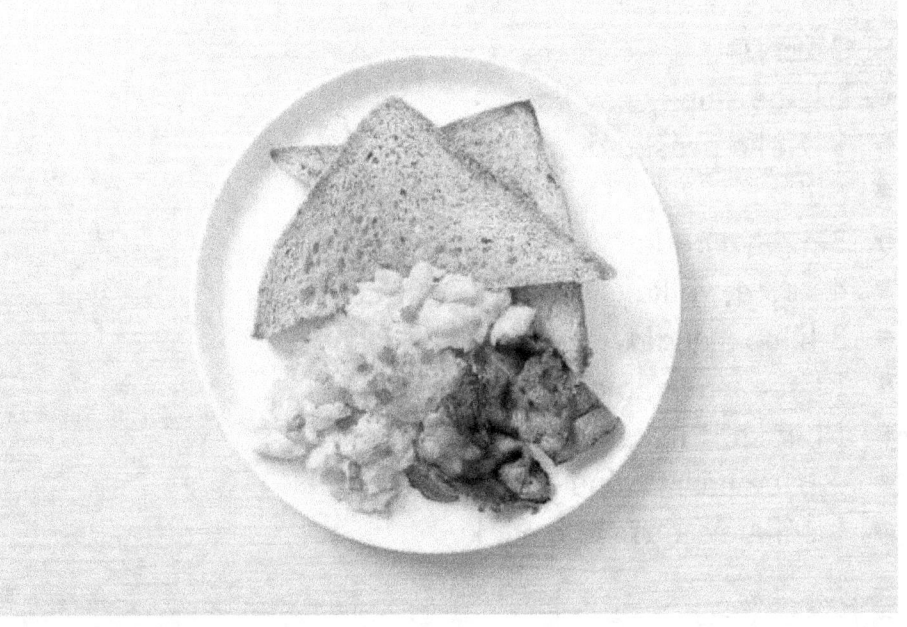

Celkový čas: 30 MIN Servírujte: 2

SLOŽENÍ:
- 1 lžíce slupky psyllia
- 1 lžička prášku do pečiva
- Sůl
- 3 oz sýr čedar
- 4 vejce, velká
- 3 lžíce mandlové mouky
- 1 lžíce másla, bio
- 1 lžička italského koření
- 4 lžíce parmazánu
- ½ šálku rajčatové omáčky

INSTRUKCE:
- Do mísy přidejte všechny ingredience kromě sýra a rajčatové omáčky. Pomocí mixéru nebo ponorného mixéru mixujte, dokud směs nezhoustne.
- Zahřejte žehličku na vafle a použijte směs k výrobě dvou vaflí.
- Vafle položte na plech vyložený pečicím papírem a poklaďte rajčatovou omáčkou a sýrem (rovnoměrně rozdělte). Grilujte 3 minuty nebo dokud se sýr nerozpustí.
- Sloužit.

VÝŽIVA: Kalorie 525,5 | Celkové tuky 41,5g | Čisté sacharidy: 5 g | Bílkoviny 29g | vláknina 5,5g)

14. Omeleta ze sardele, špenátu a chřestu

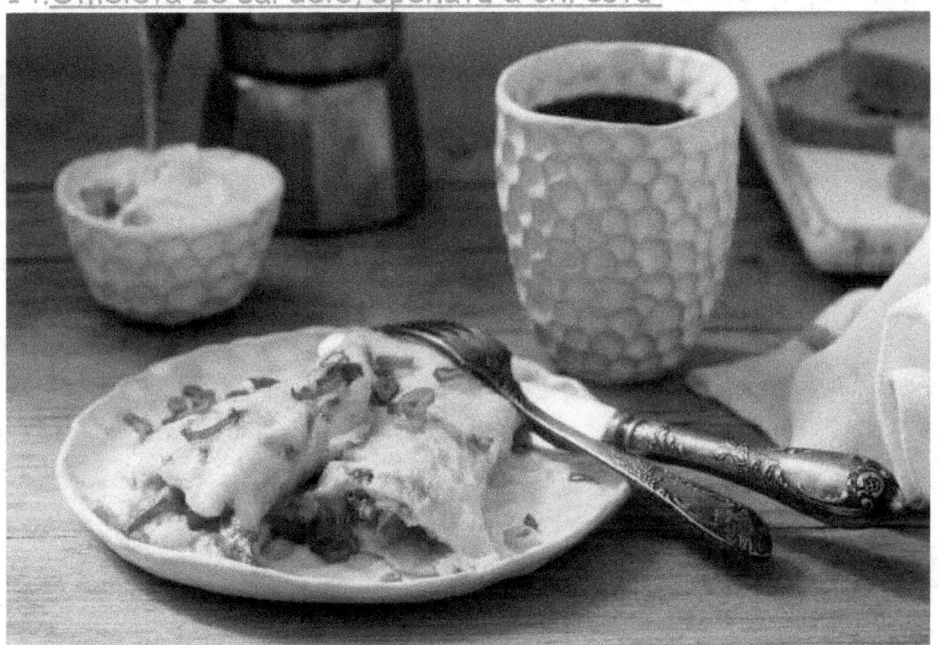

Celkový čas: 23 MIN| Servírujte: 2

SLOŽENÍ:
- 2 oz ančovičky v olivovém oleji
- 2 bio vejce
- 3/4 šálku špenátu
- 4 marinovaný chřest
- Sůl Keltského moře
- Čerstvě mletý černý pepř
-

INSTRUKCE:
- Předehřejte troubu na 375 F.
- Na dno pekáče vložíme ančovičku.
- V misce rozklepneme vejce a nalijeme na rybu. Navrch přidáme špenát a nakrájený chřest.
- Dochuťte solí a pepřem podle chuti.
- Pečeme v předehřáté troubě asi 10 minut.
- Podávejte horké.

VÝŽIVA: Kalorie 83 | Celkové tuky 4,91g | Čisté sacharidy: 2,28 g | Bílkoviny 7,5g)

15. Podzimní dýňový chléb s nulovým břichem

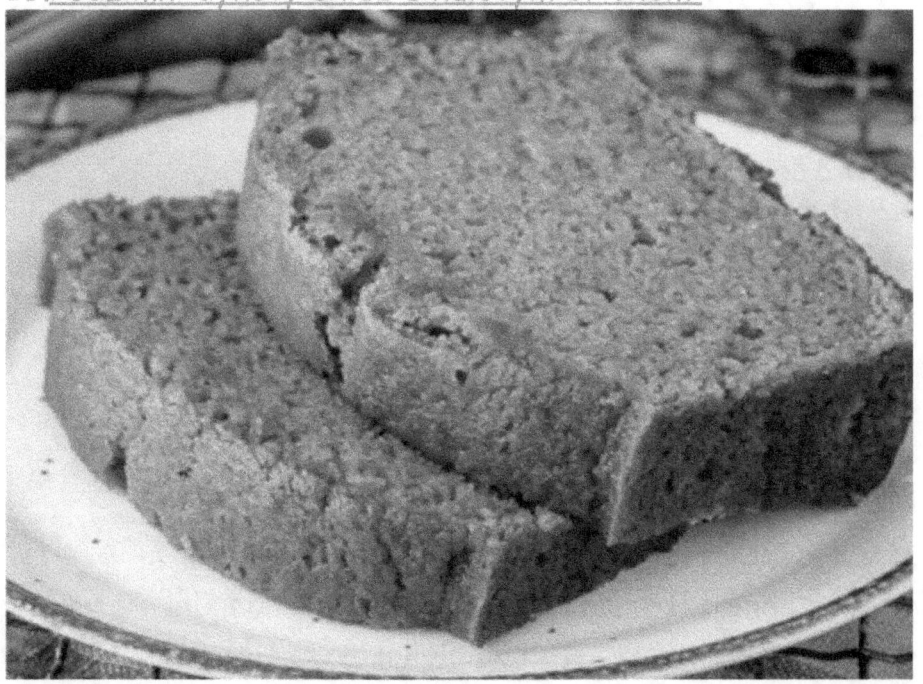

Celkový čas: 1 HOD 30 MIN| Servírujte: 2

SLOŽENÍ:
- 3 bílky
- 1/2 šálku kokosového mléka
- 1 1/2 šálku mandlové mouky
- 1/2 šálku dýňového pyré
- 2 lžičky prášku do pečiva
- 1 1/2 lžičky koření na dýňový koláč
- 1/2 lžičky košer soli
- Kokosový olej na mazání

INSTRUKCE:
- Předehřejte troubu na 350 F. Standardní formu na chleba vymažte rozpuštěným kokosovým olejem.
- Všechny suché ingredience prosejte do velké mísy.
- Do jiné mísy přidejte dýňové pyré a kokosové mléko a dobře promíchejte. V samostatné misce ušlehejte bílky. Vmícháme sníh z bílků a jemně vmícháme do těsta.
- Těsto rozetřeme do připravené chlebové formy.
- Chleba pečte 75 minut. Jakmile je chléb připraven, vyjměte ho z trouby a nechte vychladnout.
- Nakrájejte a podávejte.

VÝŽIVA: Kalorie 197 | Celkové tuky 16g | Čisté sacharidy: 8,18 g | Bílkoviny 7,2 g)

16.Mražené Zero-Belly ccino

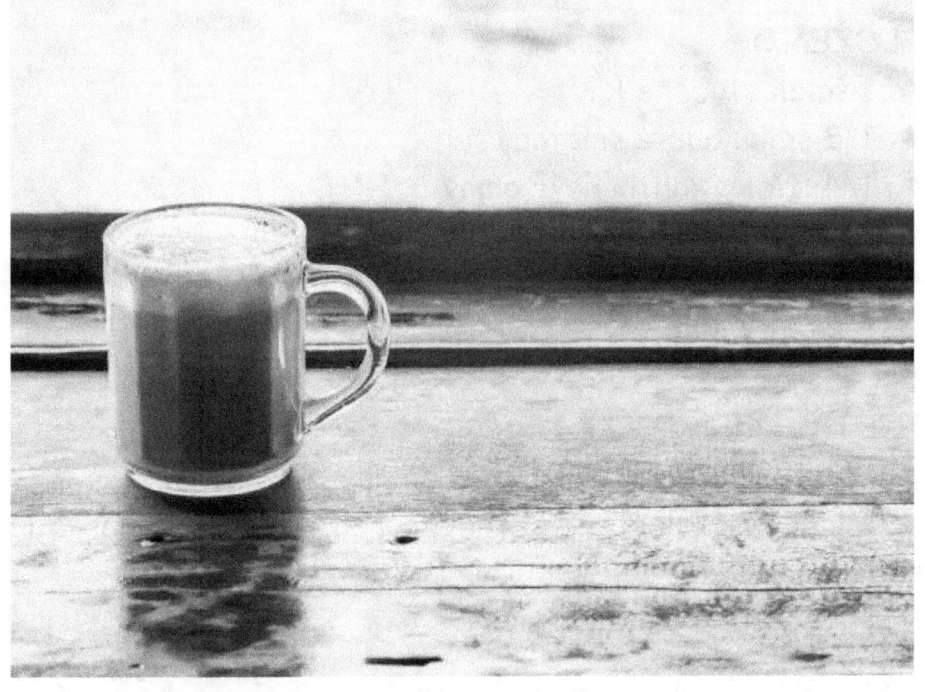

Celkový čas: 10 MIN Servírujte: 1

SLOŽENÍ:
- 1 šálek studené kávy
- 1/3 šálku husté smetany
- 1/4 lžičky xanthanové gumy
- 1 lžička čistého vanilkového extraktu
- 1 lžíce xylitolu
- 6 kostek ledu
-

INSTRUKCE:
- Vložte všechny ingredience do mixéru.
- Míchejte, dokud se všechny ingredience dobře nespojí a nebudou hladké.
- Podávejte a užívejte si.

VÝŽIVA: Kalorie 287 | Celkové tuky 29g | Čisté sacharidy: 2,76 g | Bílkoviny 1,91 g)

17. Sladká a krémová vejce

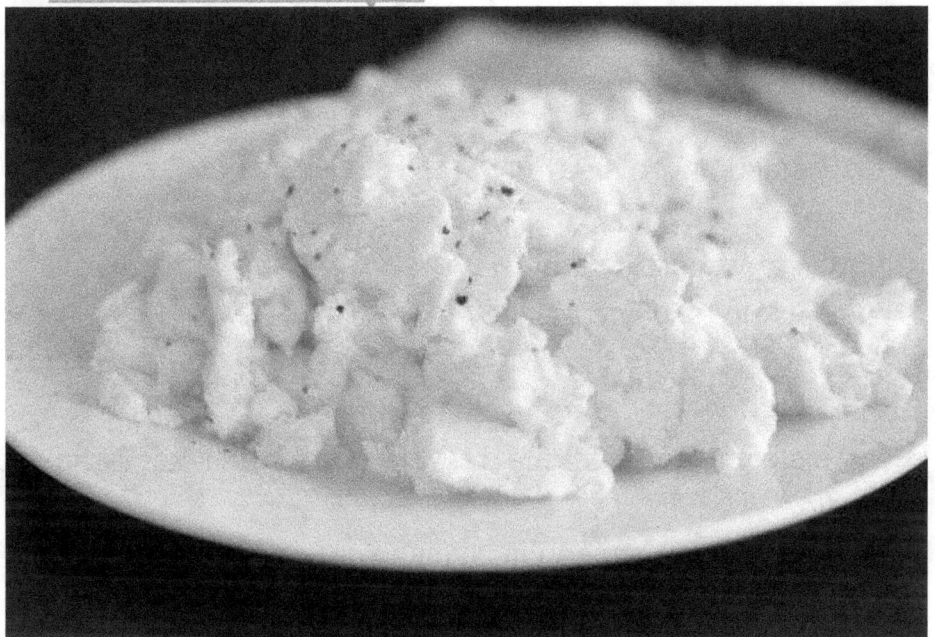

Celkový čas: 17 MIN| Servírujte: 1

SLOŽENÍ:
- 2 bio vejce
- 1/3 šálku husté smetany, nejlépe organické
- ½ lžičky stévie
- 2 lžíce organického másla
- 1/8 lžičky skořice, mleté

INSTRUKCE:
- V malé misce rozšlehejte vejce, smetanu ke šlehání a sladidlo.
- Na pánvi na středním plameni rozpustíme organické máslo a poté vlijeme vaječnou směs.
- Míchejte a vařte, dokud vejce nezačnou houstnout a poté přendejte do mísy.
- Před podáváním navrch posypte skořicí.

VÝŽIVA: Kalorie 561 | Celkové tuky 53,6g | Čisté sacharidy: 6,4g | bílkoviny 15g)

18.Ovesná kaše s nulovým břichem

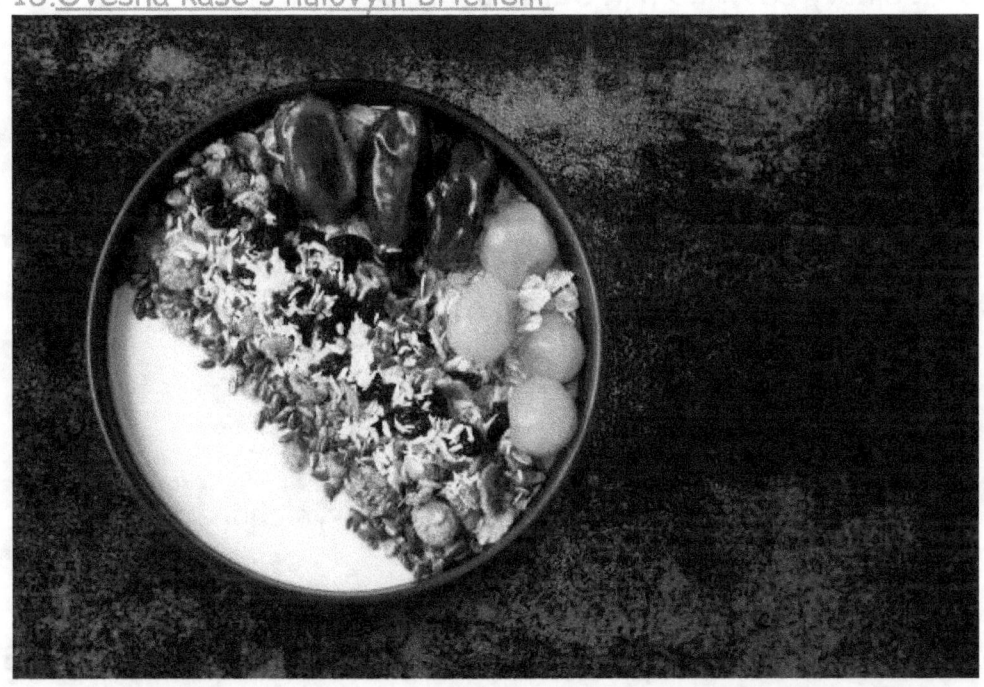

Celkový čas : 20 min **Servírujte: 5**

SLOŽENÍ:
- 1/3 šálku mandlí, ve vločkách
- 1/3 šálku neslazených kokosových vloček
- ¼ šálku chia semínek
- 2 lžíce erythritolu
- ¼ šálku kokosu, strouhaného, neslazeného
- 1 šálek mandlového mléka
- 1 lžička vanilky, bez cukru
- 10 kapek extraktu ze stévie
- ½ šálku husté smetany ke šlehání, vyšlehané

INSTRUKCE:
- Vložte mandle a kokosové vločky do hrnce a opékejte 3 minuty, dokud nebudou voňavé.
- Do misky vložte opečené ingredience spolu s chia semínky, erythritolem a strouhaným kokosem; smíchat dohromady, aby se spojilo.
- Zalijeme mlékem a promícháme. Mléko můžete použít teplé nebo studené podle vašich preferencí.
- Přidejte vanilku a stévii, promíchejte a nechte 5-10 minut odstát.
- Podáváme přelité šlehačkou.

VÝŽIVA: Kalorie 277 | Celkové tuky 25,6g | Čisté sacharidy: 16,4 g | Bílkoviny 5,5 g | Vláknina: 7,5 g)

19.Sýr Čedar potažený těstem

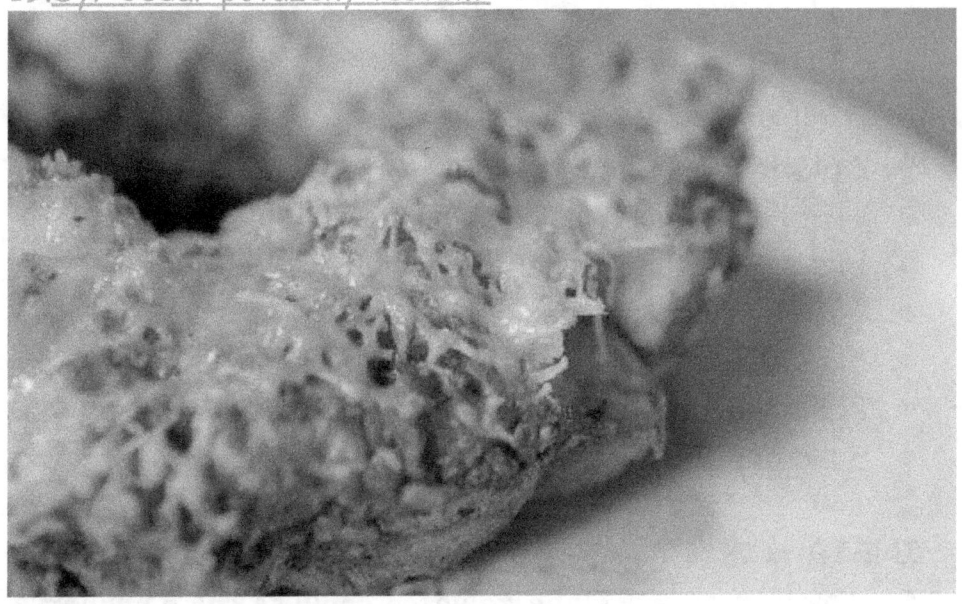

Celkový čas: 23 MIN| Servírujte: 1

SLOŽENÍ:
- 1 velké vejce
- 2 plátky sýra Cheddar
- 1 lžička mletých vlašských ořechů
- 1 lžička mletého lněného semínka
- 2 lžičky mandlové mouky
- 1 lžička konopných semínek
- 1 lžíce olivového oleje
- Sůl a pepř na dochucení

INSTRUKCE:
- V malé misce rozšlehejte vejce spolu se solí a pepřem.
- Na pánvi rozehřejte na středním plameni lžíci olivového oleje.
- V samostatné misce smíchejte mleté lněné semínko s mletými vlašskými ořechy, konopnými semínky a mandlovou moukou.
- Plátky čedaru potřeme vaječnou směsí, poté vložíme do suché směsi a opékáme sýr asi 3 minuty z každé strany. Podávejte horké.

VÝŽIVA: Kalorie 509 | Celkové tuky 16g | Čisté sacharidy: 2g | Bílkoviny 21g)

20. Sýrová vařená vejce

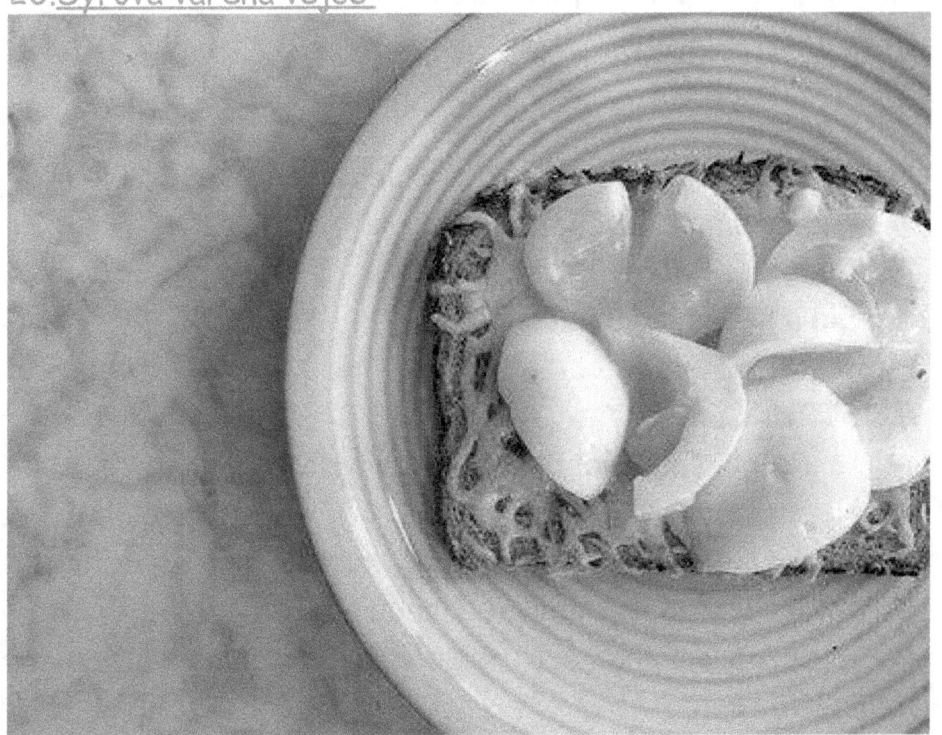

Celkový čas: 27 MIN| Servírujte: 2

SLOŽENÍ:
- 3 vejce
- 2 lžíce mandlového másla, nemíchejte
- 2 lžíce smetanového sýra, změkl
- 1 lžička smetany ke šlehání
- Sůl a pepř na dochucení

INSTRUKCE:
- V malém hrnci uvařte vejce na tvrdo.
- Hotová vejce omyjte studenou vodou, oloupejte a nakrájejte. Vložte vejce do misky; přidejte máslo, smetanový sýr a smetanu ke šlehání.
- Dobře promícháme a podle chuti přidáme sůl a pepř. Sloužit.

VÝŽIVA: Kalorie 212 | Celkové tuky 19g | Čisté sacharidy: 0,75 g | bílkoviny 7g)

21. Mahón Kale klobásový omeletový koláč

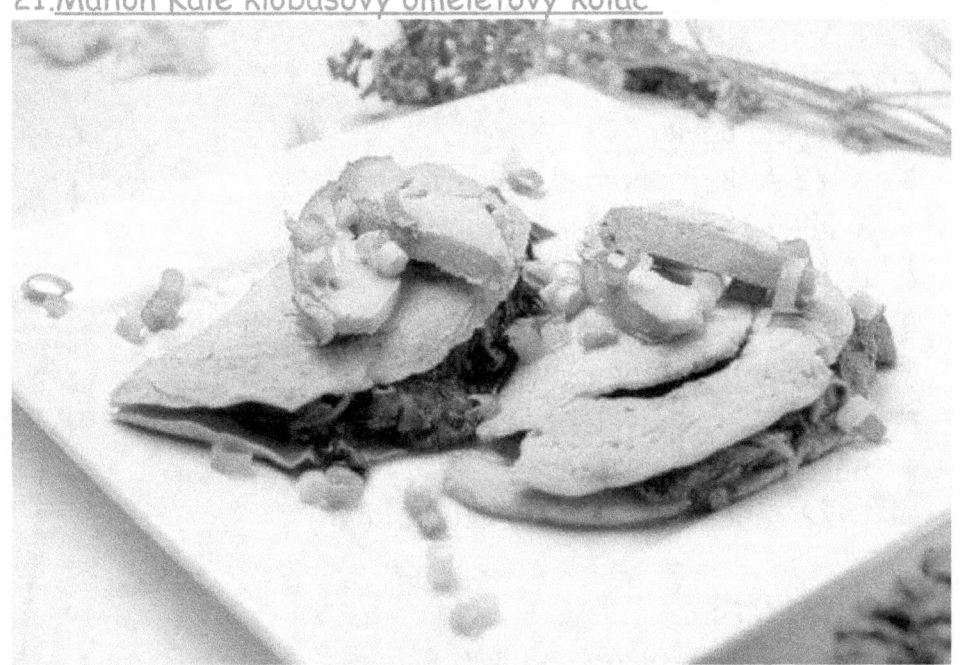

Celkový čas: 40 min Porce: 8)

SLOŽENÍ:
- 3 kuřecí párky
- 2 1/2 šálku žampionů, nakrájených
- 3 šálky čerstvého špenátu
- 10 vajec
- 1/2 lžičky černého pepře a celerového semínka
- 2 lžičky horké omáčky
- 1 lžíce česnekového prášku
- Sůl a pepř na dochucení
- 1 1/2 šálku sýra Mahón (nebo čedar)

INSTRUKCE:
- Předehřejte troubu na 400 F.
- Nakrájejte houby a kuřecí klobásu na tenko a vložte je do litinové pánve. Vařte na středně vysoké teplotě 2-3 minuty.
- Zatímco se klobásy vaří, nakrájejte špenát, poté přidejte špenát a houby na pánev.
- Mezitím si v misce smícháme vejce s černým pepřem a celerovým semínkem, kořením a pálivou omáčkou. Veškerou směs dobře promíchejte.
- Smíchejte špenát, houby a klobásy tak, aby špenát úplně zavadl. Dochuťte solí a pepřem podle chuti.
- Nakonec navrch přidáme sýr.
- Směs zalijte vejci a dobře promíchejte.
- Směs míchejte několik sekund a poté vložte pánev do trouby. Pečte 10-12 minut a poté 4 minuty opékejte vršek.
- Necháme chvíli vychladnout, nakrájíme na 8 plátků a horké podáváme.

VÝŽIVA: Kalorie 266 | Celkové tuky 17g | Čisté sacharidy: 7 g | Bílkoviny 19g)

22. Omeleta Monterey Bacon-Scallions

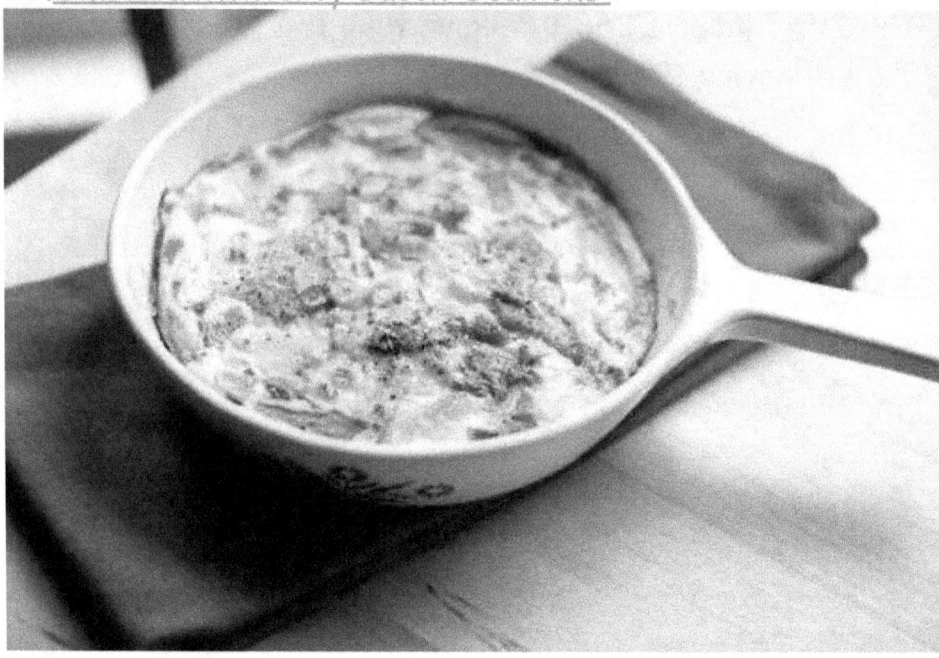

Celkový čas: 30 MIN Servírujte: 2

SLOŽENÍ:
- 2 vejce
- 2 plátky vařené slaniny
- 1/4 šálku nakrájené cibule
- 1/4 šálku sýra Monterey Jack
- Sůl a pepř na dochucení
- 1 lžička sádla

INSTRUKCE:
- V pánvi rozehřejte sádlo na středně nízkou teplotu. Přidejte vejce, jarní cibulku a podle chuti osolte a opepřete.
- Vařte 1-2 minuty; přidejte slaninu a opékejte ještě 30 - 45 sekund. Vypněte teplo na sporáku.
- Na slaninu položíme sýr. Poté odeberte dva okraje omelety a přiklopte je k sýru. Okraje tam chvíli podržte, protože sýr se musí částečně rozpustit. Totéž uděláme s druhým vejcem a necháme chvíli vařit na teplé pánvi.
- Podávejte horké.

VÝŽIVA: Kalorie 321 | Celkové tuky 28g | Čisté sacharidy: 1,62 g | Bílkoviny 14g)

23. Uzená krůtí slanina a avokádové muffiny

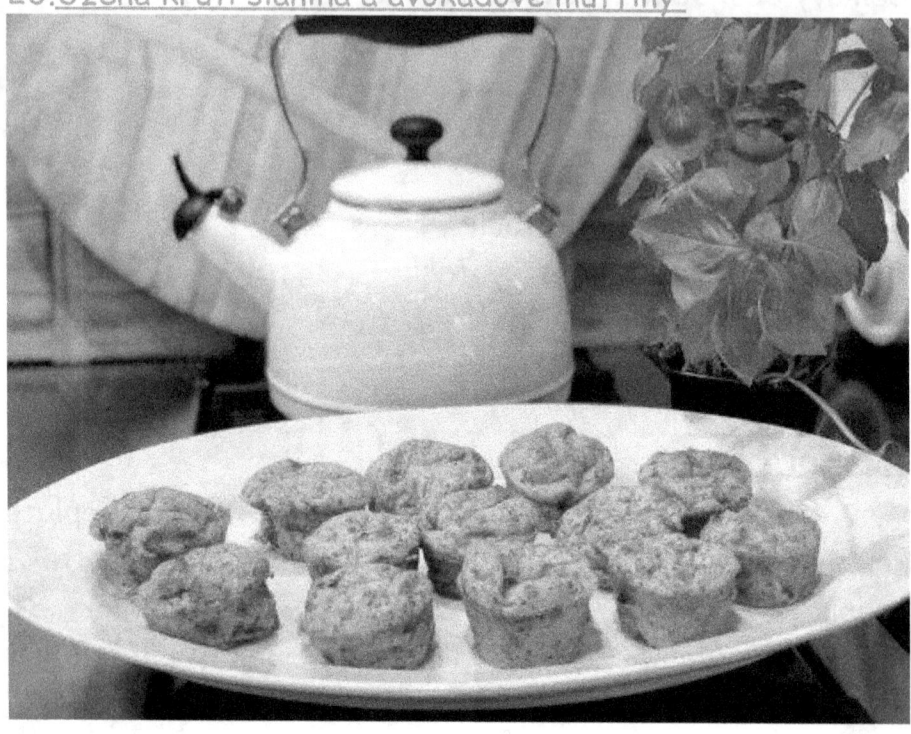

Celkový čas: 45 MIN slouží: 16)

SLOŽENÍ:
- 6 plátků uzené krůtí slaniny
- 2 lžíce másla
- 3 jarní cibulky
- 1/2 šálku sýra čedar
- 1 lžička prášku do pečiva
- 1 1/2 šálku kokosového mléka
- 5 vajec
- 1 1/2 lžičky prášku Metamucil
- 1/2 hrnku mandlové mouky
- 1/4 šálku lněného semínka
- 1 lžička mletého česneku
- 2 lžičky sušené petrželky
- 1/4 lžičky červeného chilli
- 1 1/2 lžíce citronové šťávy
- Sůl a pepř na dochucení
- 2 střední avokáda

INSTRUKCE:
- Předehřejte troubu na 350 F.
- V pánvi na středně mírném ohni opečte slaninu s máslem dokřupava. Přidejte jarní cibulku, sýr a prášek do pečiva.
- V míse smícháme kokosové mléko, vejce, prášek Metamucil, mandlovou mouku, len, koření a citronovou šťávu. Vypněte teplo a nechte vychladnout. Poté rozdrobte slaninu a přidejte všechen tuk do vaječné směsi.
- Avokádo očistíme, nakrájíme a vmícháme do směsi.

- Těsto odměřte do plechu na košíčky, který je vystříkaný nebo vymazaný nepřilnavým sprejem a pečte 25–26 minut.
- Jakmile budete připraveni, nechte vychladnout a podávejte teplé nebo studené.

VÝŽIVA: Kalorie 184 | Celkové tuky 16g | Čisté sacharidy: 5,51 g | Bílkoviny 5,89 g)

24. Snídaňové papriky Chorizo

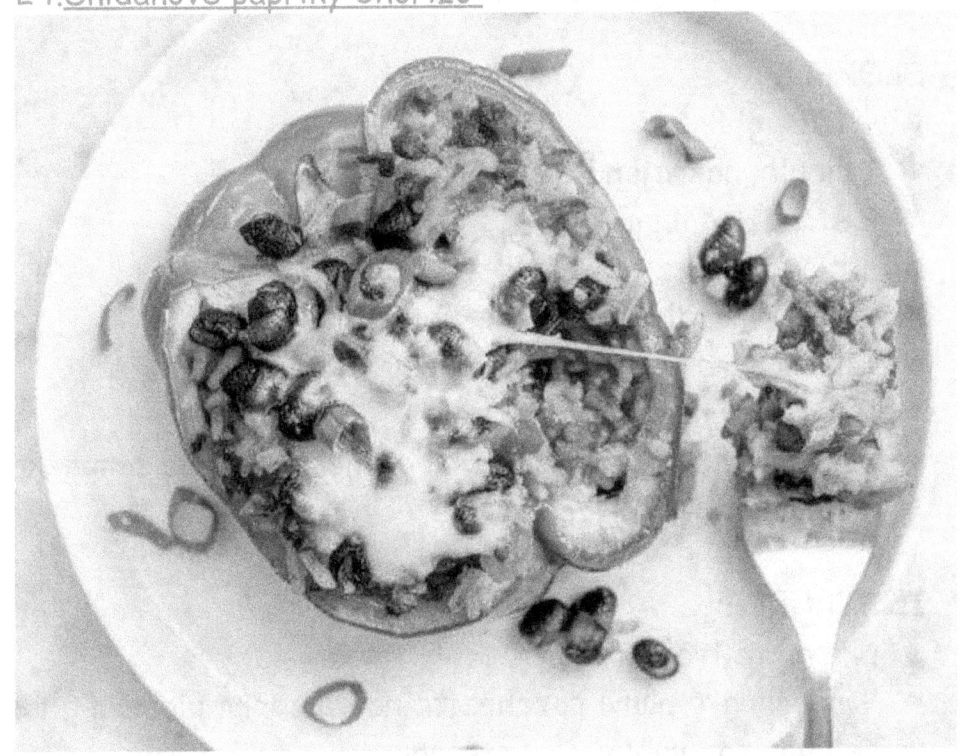

Celkový čas: 25 MIN Servírujte: 2

SLOŽENÍ:
- ½ lžíce ghí
- 1 cibule, nakrájená
- 2 stroužky česneku
- 6 bio vajec
- ¼ šálku mandlového mléka, neslazeného
- 1 šálek sýra čedar, nastrouhaný
- Sůl a pepř na dochucení
- 3 velké papriky, rozpůlené, zbavené jádřinců a semínek
- ½ lb pikantní chorizo klobása, rozdrobená

INSTRUKCE:
- Nastavte troubu na 350 F.
- V nepřilnavé pánvi rozehřejte na středním plameni ghí a vařte chorizo drobky. Dát stranou
- Na stejné pánvi přidejte cibuli a česnek a několik minut restujte. Vypněte teplo a dejte stranou.
- V misce smícháme vejce, mléko, čedar a dochutíme solí a pepřem.
- Přidejte chorizo do mísy s vejci a dobře promíchejte.
- Půlky papriky vložte do nádoby vhodné do trouby naplněné ¼ palce vody.
- Naberte směs choriza a vajec do papriky a vložte misku do trouby na 35 minut.
- Podávejte teplé.

VÝŽIVA: Kalorie 631 | Celkové tuky 46g | Čisté sacharidy: 13 g | Bílkoviny 44g | Vláknina: 3,5 g)

25. Krémová čokoláda a avokádová pěna

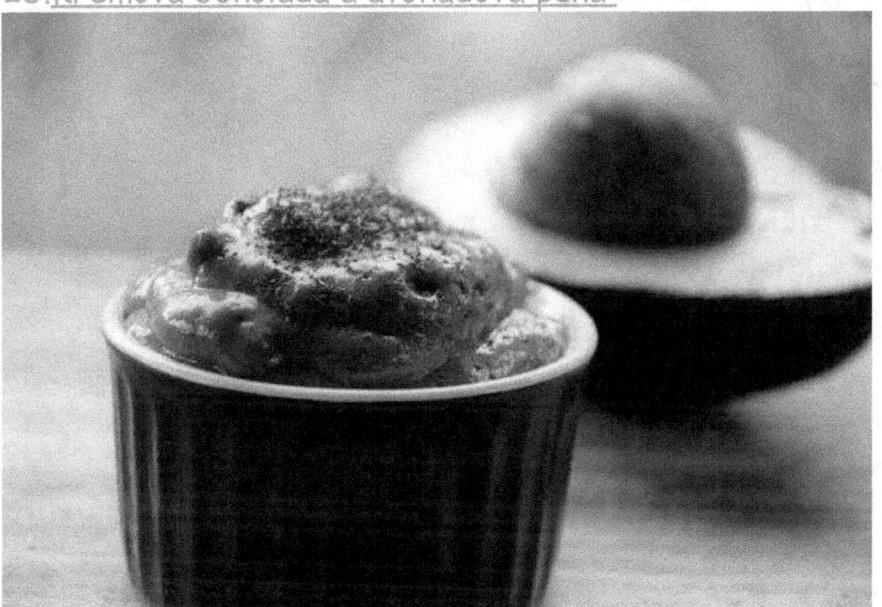

Celkový čas: 50 MIN Servírujte: 2

SLOŽENÍ:
- 2 zralá avokáda
- 1/3 šálku kakaového prášku
- ½ lžičky chia semínek
- 1 lžička vanilkového extraktu
- 10 kapek Stevie
- 3 lžíce kokosového oleje

INSTRUKCE:
- Všechny ingredience vložte do mixéru a rozmixujte dohladka.
- Směs nalijte do misky a dejte do lednice vychladit na 40 minut nebo déle.
- Podávejte vychlazené.

VÝŽIVA: Kalorie 462 | Celkové tuky 46g | Čisté sacharidy: 15 g | Bílkoviny 6g | Vláknina 1,2 g)

26. Sýrové palačinky se zakysanou smetanou

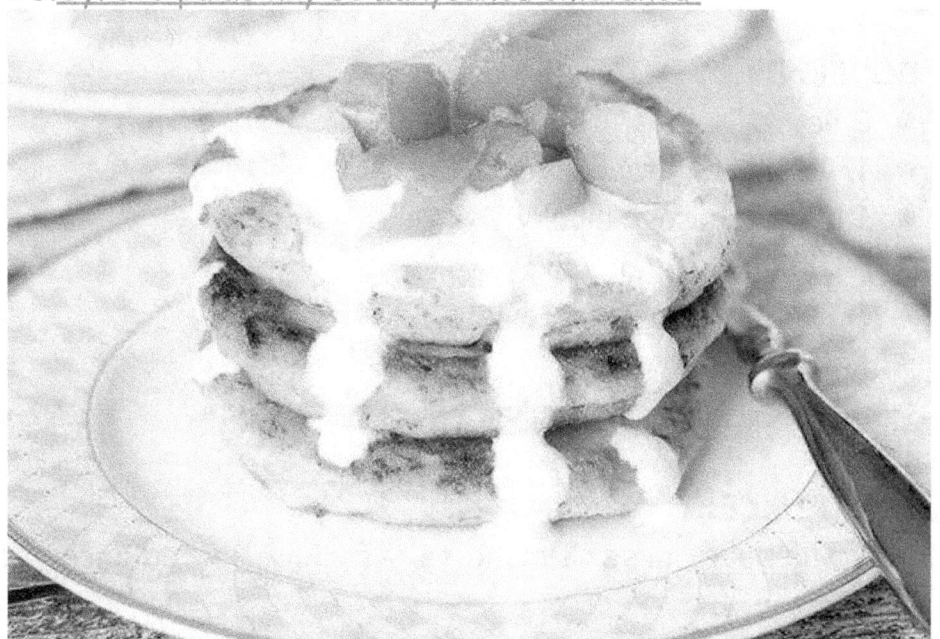

Celkový čas: 30 MIN Servírujte: 2

SLOŽENÍ:
- 2 vejce
- 1/4 šálku smetanového sýra
- 1 lžíce kokosové mouky
- 1 lžička mletého zázvoru
- 1/2 šálku tekutiny Stevie
- Kokosový olej
- Javorový sirup bez cukru

INSTRUKCE:
- V hluboké míse smíchejte všechny ingredience do hladka.
- Rozpalte pánev s olejem na středně vysokou. Nalijte těsto a nalijte do horkého oleje.
- Opečte na jedné straně a poté otočte. Zalijte javorovým sirupem bez cukru a podávejte.

VÝŽIVA: Kalorie 170 | Celkové tuky 13g | Čisté sacharidy: 4g | Bílkoviny 6,90g)

27. Vesuvská míchaná vejce s provolonem

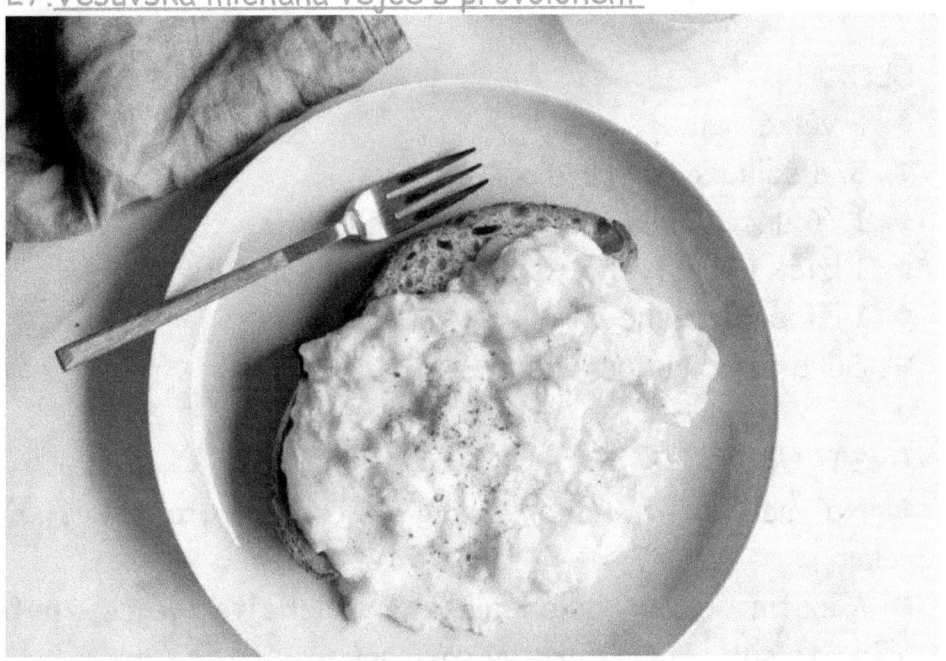

Celkový čas: 15 MIN Servírujte: 2

SLOŽENÍ:
- 2 velká vejce
- 3/4 šálku sýra Provolone
- 1,76 unce salám sušený na vzduchu
- 1 lžička čerstvého rozmarýnu (nasekaného)
- 1 lžíce olivového oleje
- Sůl a pepř na dochucení
-

INSTRUKCE:
- Na malé pánvi na olivovém oleji orestujte nakrájený salám.
- Mezitím si v malé misce rozšlehejte vejce, poté přidejte sůl, pepř a čerstvý rozmarýn.
- Přidejte sýr provolone a dobře promíchejte vidličkou.
- Vaječnou směs nalijte do pánve se salámem a vařte asi 5 minut. Podávejte horké.

VÝŽIVA: Kalorie 396 | Celkové tuky 32,4g | Čisté sacharidy: 2,8g | Bílkoviny 26,1g | Vláknina: 0,3 g)

28.Rozkošné dýňové muffiny z lněného semínka

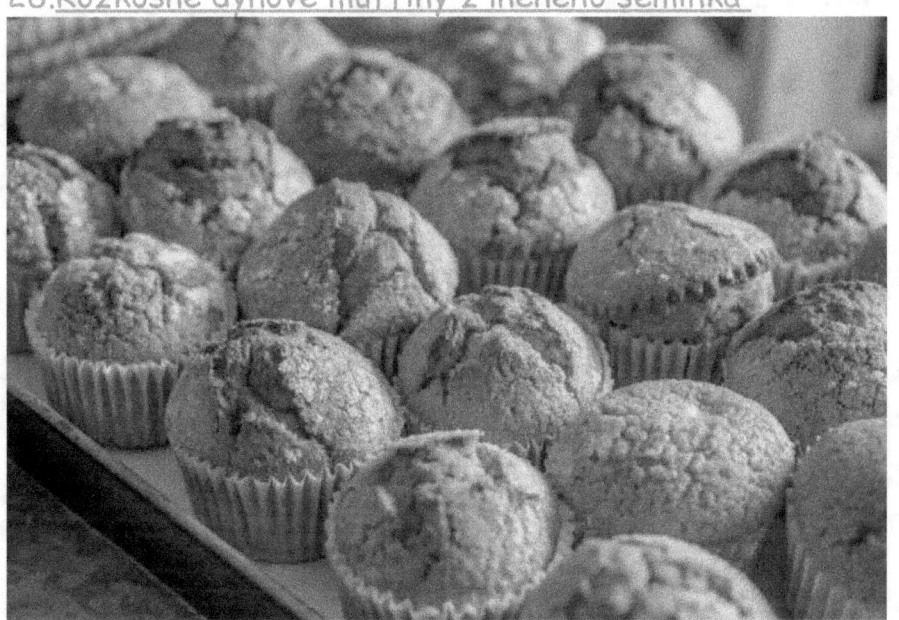

Celkový čas: 25 MIN Servírujte: 2

SLOŽENÍ:
- 1 vejce
- 1 1/4 šálku lněných semínek (mletých)
- 1 šálek dýňového pyré
- 1 lžíce koření na dýňový koláč
- 2 lžíce kokosového oleje
- 1/2 šálku sladidla dle vašeho výběru
- 1 lžička prášku do pečiva
- 2 lžičky skořice
- 1/2 lžičky jablečného octa
- 1/2 lžičky vanilkového extraktu
- Sůl podle chuti

INSTRUKCE:
- Předehřejte troubu na 360 F.
- Nejprve lněná semínka několik sekund rozemlejte.
- Smícháme všechny suché ingredience a promícháme.
- Poté přidejte dýňové pyré a promíchejte, aby se spojily.
- Přidejte vanilkový extrakt a dýňové koření.
- Přidejte kokosový olej, vejce a jablečný ocet. Přidejte sladidlo dle vlastního výběru a znovu promíchejte.
- Do každého vyloženého muffinu nebo cupcaku přidejte vrchovatou lžíci těsta a posypte dýňovými semínky.
- Pečte asi 18 - 20 minut. Podávejte horké.

VÝŽIVA: Kalorie 43| Celkové tuky 5,34g | Čisté sacharidy: 3 g | Bílkoviny 1g | Vláknina: 1 g)

29.Pečená šunka a kapustová míchaná vejce

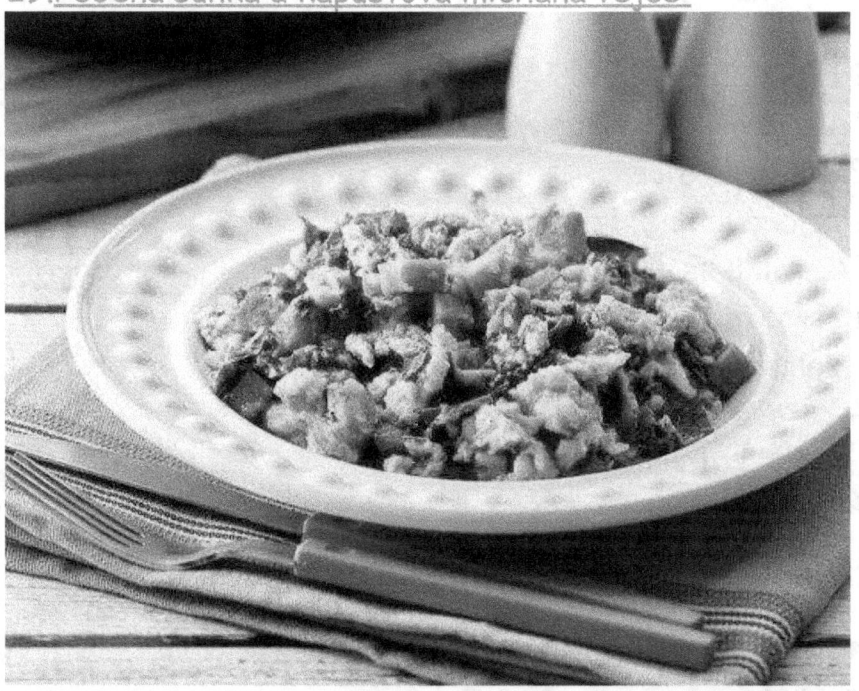

Celkový čas: 40 min Servírujte: 2

SLOŽENÍ:
- 5 uncí nakrájené šunky
- 2 střední vejce
- 1 zelená cibule, jemně nakrájená
- 1/2 šálku listů kapusty, nakrájených
- 1 stroužek česneku, rozdrcený
- 1 zelené chilli papričky nakrájené najemno
- 4 hotové pečené papriky
- Špetka kajenského pepře
- 1 lžíce olivového oleje
- 1/2 plechovky vody

INSTRUKCE:
- Zahřejte troubu na 360 F.
- V malé pánvi vhodné do trouby rozehřejte olej. Přidejte zelenou cibulku a vařte 4-5 minut, dokud nezměkne.
- Vmíchejte česnek a chilli a vařte ještě pár minut.
- Přidejte 1/2 šálku vody. Dobře okoříme a vmícháme hotové opečené papriky a šunku. Přiveďte k varu a vařte 10 minut.
- Přidejte kapustu, míchejte, dokud nezvadne.
- V malé misce rozšleháme vejce se špetkou kajenského masa a nalijeme na pánev spolu s ostatními ingrediencemi.
- Přeneste pánev do trouby a pečte 10 minut.
- Podávejte horké.

VÝŽIVA: Kalorie 251| Celkové tuky 15,74g | Čisté sacharidy: 3,8 g | Bílkoviny 22g | Vláknina: 0,8g)

30. Omeleta z papriky a šunky

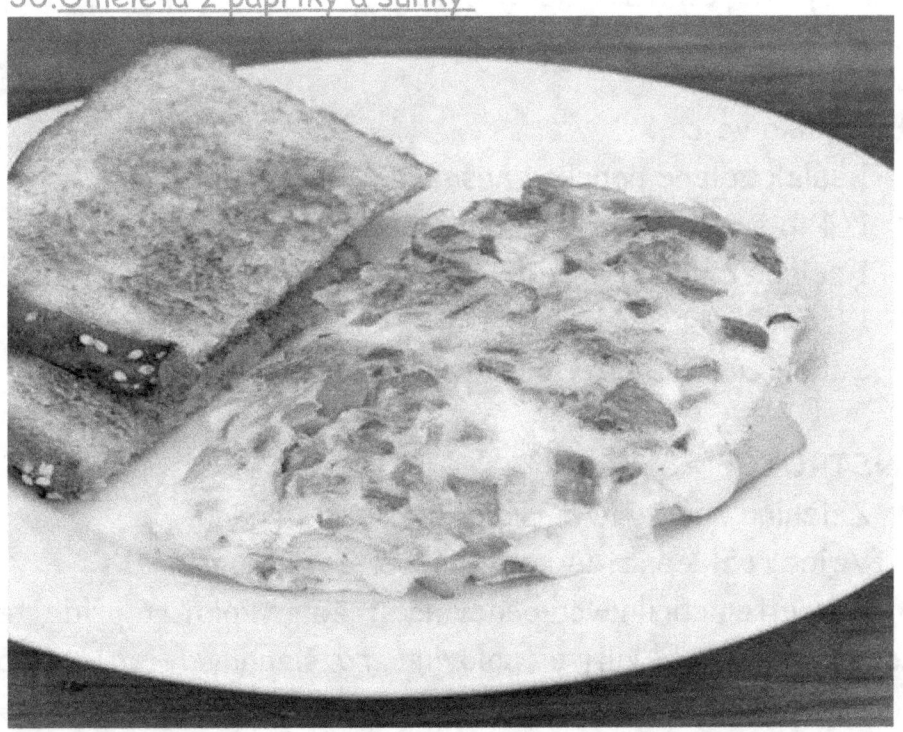

Celkový čas: 30 MIN Servírujte: 2

SLOŽENÍ:
- 4 velká vejce
- 1 šálek zelené papriky, nasekané
- 1/4 lb šunky, vařené a nakrájené na kostičky
- 1 zelená cibule, nakrájená na kostičky
- 1 lžička kokosového oleje
- Sůl a čerstvě mletý pepř podle chuti

INSTRUKCE:
- Zeleninu omyjeme a nakrájíme. Dát stranou.
- Vejce rozklepněte v malé misce. Dát stranou.
- Rozpalte nepřilnavou pánev na střední teplotu a přidejte kokosový olej. Nalijte polovinu rozšlehaných vajec do pánve.
- Když vejce částečně ztuhne, přidejte do poloviny omelety polovinu zeleniny a šunku a pokračujte ve vaření, dokud vejce téměř neztuhne.
- Přeložte prázdnou polovinu přes vršek šunky a zeleniny pomocí stěrky.
- Vařte ještě 2 minuty a poté podávejte.
- Podávejte horké.

VÝŽIVA: Kalorie 225,76 | Celkové tuky 12g | Čisté sacharidy: 6,8 g | Bílkoviny 21,88g | Vláknina: 1,4 g)

31.Palačinky z chia mouky

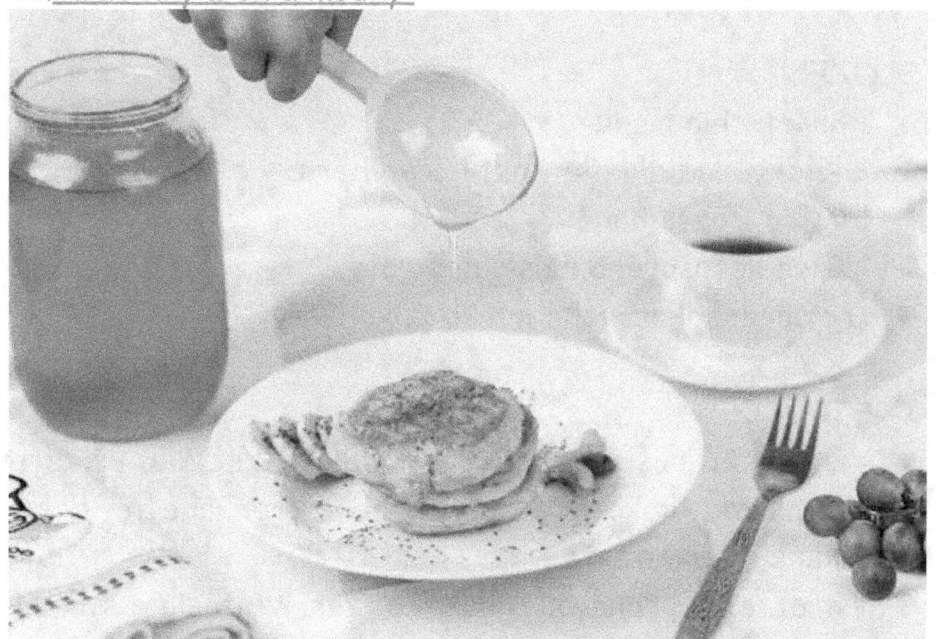

Celkový čas: 25 MIN Servírujte: 6

SLOŽENÍ:
- 1 hrnek chia mouky
- 2 lžičky sladidla dle vlastního výběru
- 1 vejce, rozšlehané
- 1 lžíce kokosového másla nebo oleje
- 1/2 šálku kokosového mléka (z konzervy)

INSTRUKCE:
- Ve střední misce smíchejte mouku a sladidlo. Přidejte vejce, mléko a kokosové máslo. Dobře promíchejte, dokud nevznikne hladké těsto.
- Vymažte nepřilnavou pánev a zahřívejte na středně vysokou teplotu. Na horký povrch dejte vrchovatou lžíci těsta.
- Když se na povrchu koláčků vytvoří bublinky, pomocí stěrky je otočte a poté opékejte asi 2 minuty z každé strany.
- Podávejte horké.

VÝŽIVA: Kalorie 59 | Celkové tuky 3,5g | Čisté sacharidy: 4,65 g | Bílkoviny 2,46g | Vláknina: 1,78 g)

32. Chocó Mocha Chia kaše

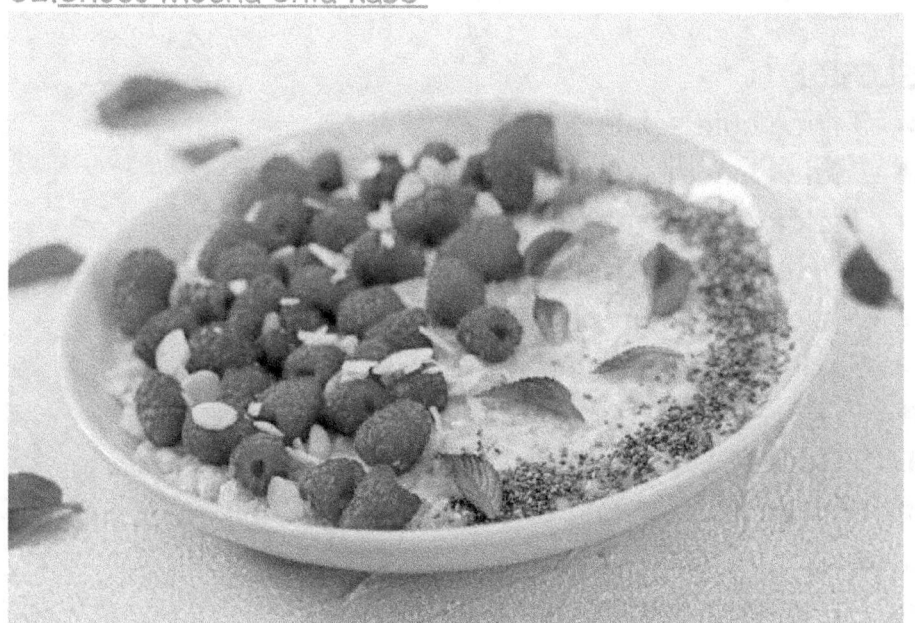

Celkový čas: 35 min Servírujte: 6

SLOŽENÍ:
- 3 lžíce chia semínek
- 1 šálek mandlového mléka, neslazeného
- 2 lžičky kakaového prášku
- 1/4 šálku malin, čerstvých nebo mražených
- 2 lžíce mandlí, mletých
- Sladidlo dle vlastního výběru
-

INSTRUKCE:
- Smíchejte a promíchejte mandlové mléko a kakaový prášek.
- Do směsi přidejte chia semínka.
- Dobře promíchejte vidličkou.
- Směs dejte na 30 minut do lednice.
- Podávejte s malinami a mletými mandlemi navrchu (volitelně)

VÝŽIVA: Kalorie 150,15 | Celkové tuky 9,62g | Čisté sacharidy: 15,2 g | Bílkoviny 5,47g | Vláknina: 11,28 g)

33. Káva Snídaně snů z lněného semínka

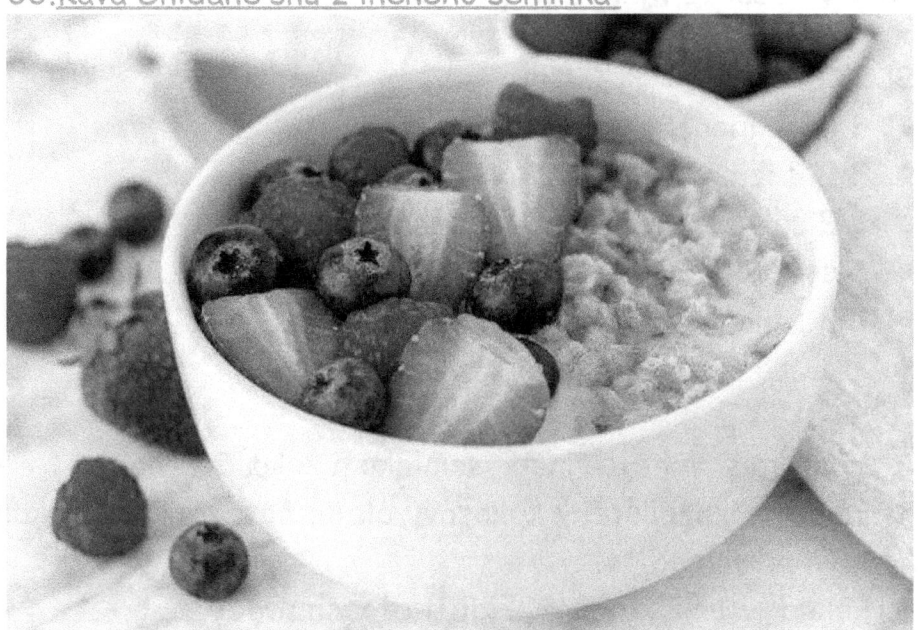

Celkový čas: 10 MIN Servírujte: 1

SLOŽENÍ:
- 3 lžíce lněného semínka, mletého
- 2 1/2 lžíce kokosových vloček, neslazené
- 1/2 šálku silné černé kávy, neslazené
- Sladidlo dle vlastní chuti
- 1/2 šálku vody (volitelné)
-

INSTRUKCE:
- V misce smíchejte lněné semínko a kokosové vločky.
- Přidejte rozpuštěný kokosový olej a poté zalijte horkou kávou a promíchejte.
- Pokud je příliš hustý, přidejte trochu vody.
- Na závěr přidáme dle chuti sladidlo dle vlastního výběru.

VÝŽIVA: Kalorie 246,43 | Celkové tuky 22,1g | Čisté sacharidy: 1,52 g | Bílkoviny 1,48g | Vláknina: 0,9g)

34. Crimini houba s vařenými vejci snídaně

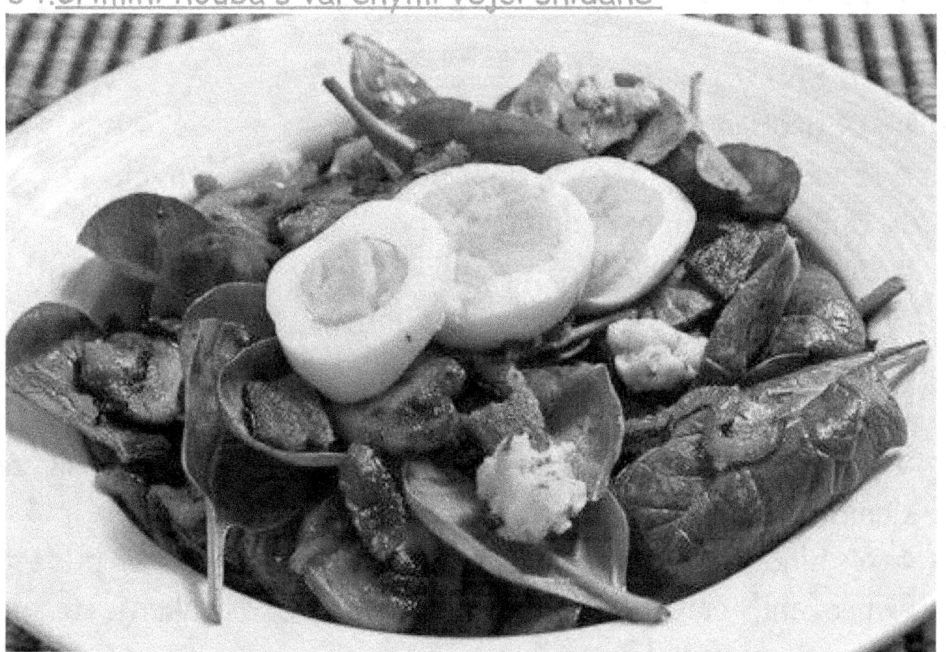

Celkový čas: 25 MIN Servírujte: 6

SLOŽENÍ:
- 14 drobně nakrájených hub crimini
- 8 velkých vajec, natvrdo uvařených, nakrájených
- 6 plátků slaniny nebo pancetty
- 1 jarní cibulka, nakrájená na kostičky
- Sůl a mletý černý pepř podle chuti

INSTRUKCE:
- Na pánvi opečte slaninu. Na pánvi si nechejte tuk ze slaniny. Nakrájejte kousky slaniny a dejte stranou.
- V hlubokém hrnci uvaříme vejce natvrdo. Až budete připraveni, omyjte, očistěte, oloupejte a nakrájejte na kousky velikosti sousta.
- Na pánvi opečte na středně vysokém ohni jarní cibulku se zbylým slaninou.
- Přidejte houby Crimini a restujte dalších 5-6 minut.
- Vejce, slaninu rozmixujeme a společně opečeme. Podle chuti upravte sůl a mletý černý pepř.
- Sloužit.

VÝŽIVA: Kalorie 176,15 | Celkové tuky 13,38g | Čisté sacharidy: 2,43 g | Bílkoviny 11,32g | Vláknina: 1,5g)

35. Omeleta z vaječných bílků a špenátu

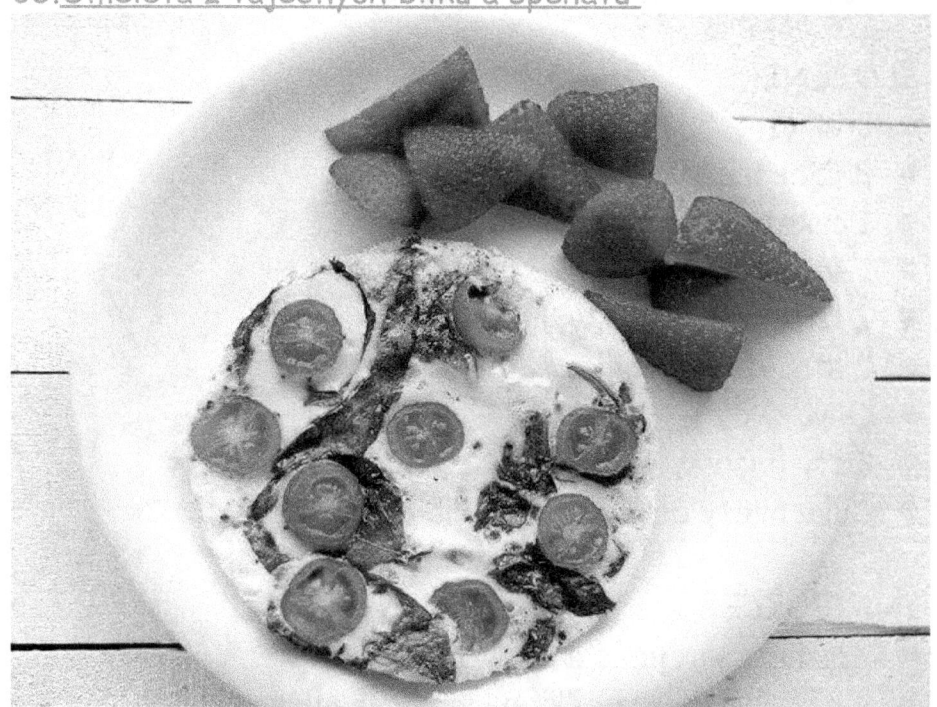

Celkový čas: 25 MIN Servírujte: 2

SLOŽENÍ:
- 5 bílků
- 2 lžíce mandlového mléka
- 1 cuketa, nakrájená
- 1 šálek špenátových listů, čerstvých
- 2 lžíce jarní cibulky, nakrájené
- 2 stroužky česneku
- Olivový olej
- Listy bazalky, čerstvé, nasekané
- Sůl a mletý černý pepř podle chuti

INSTRUKCE:
- Zeleninu omyjeme a nakrájíme
- V míse ušlehejte bílky a mandlové mléko.
- Na vymaštěné pánvi s olivovým olejem opečte zeleninu (špenát, cuketu a jarní cibulku) jen jednu až dvě minuty.
- Zeleninu dejte stranou, pánev opět vymažte olivovým olejem a nalijte vejce. Vařte, dokud nejsou vejce pevná. Přidejte zeleninu z jedné strany a opékejte další dvě minuty. Osolte a opepřete podle chuti.
- Ozdobte lístky bazalky a podávejte.

VÝŽIVA: Kalorie 70,8 | Celkové tuky 1,56g | Čisté sacharidy: 5,78 g | Bílkoviny 11,08g | Vláknina: 1,58 g)

SVAČINKY A PŘEkrmy

36. Pancetta a vejce

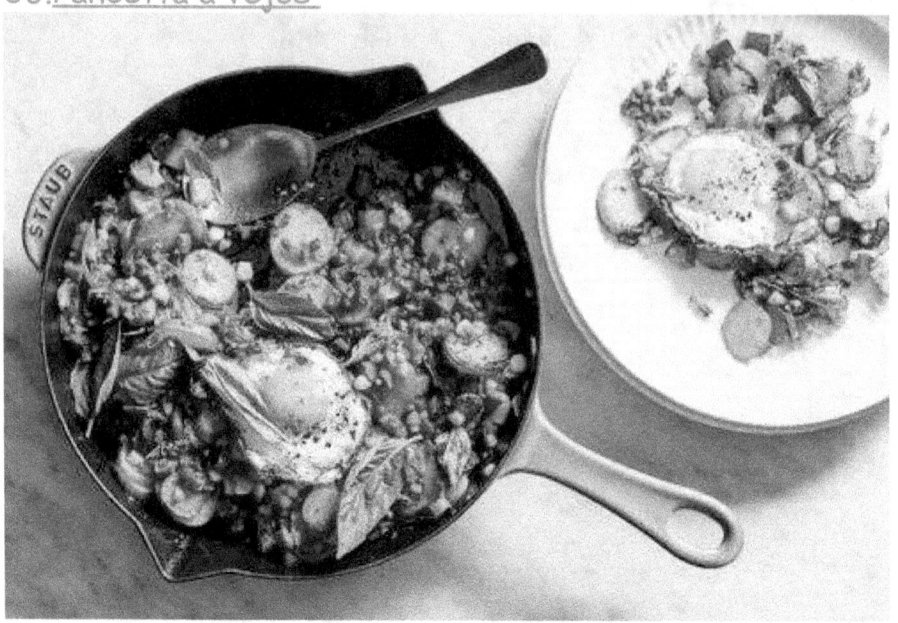

Celkový čas: 25 MIN Servírujte: 4

SLOŽENÍ:
- 4 velké plátky pancetty
- 2 vejce, volný výběh
- 1 šálek ghí, změklé
- 2 PL majonézy
- Sůl a čerstvě mletý černý pepř podle chuti
- Kokosový olej na smažení

INSTRUKCE:
- Na vymaštěné nepřilnavé pánvi opečeme pancettu z obou stran 1–2 minuty. Sundejte z ohně a dejte stranou.
- Mezitím si uvařte vejce. K uvaření vajec natvrdo potřebujete asi 10 minut. Hotová vejce dobře omyjte studenou vodou a oloupejte skořápky.
- Do hluboké mísy dejte ghí a přidejte na čtvrtky nakrájená vejce. Dobře rozmačkejte vidličkou. Dochuťte solí a pepřem podle chuti; přidáme majonézu a promícháme. Pokud chcete, můžete nalít tuk z pancetty. Spojte a dobře promíchejte. Misku dejte alespoň na hodinu do lednice.
- Vyjměte vaječnou směs z lednice a vytvořte 4 stejné kuličky.
- Pancettu rozdrobte na malé kousky. Každou kuličku vyválejte v drobenkách Pancetta a položte na velký talíř.
- Vyjměte vejce a bomby s pancettou v lednici na dalších 30 minut. Podávejte vychlazené.

VÝŽIVA: Kalorie 238 | Celkové tuky 22g | Čisté sacharidy: 0,5g | Bílkoviny 7,5g)

37. Pizza Margherita s nulovým břichem

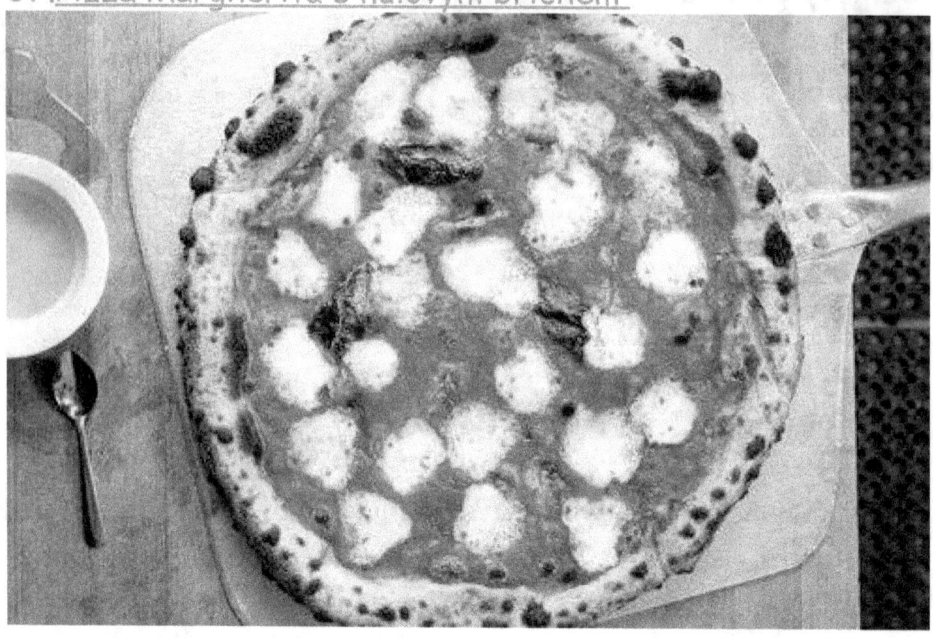

Celkový čas: 20 MIN Servírujte: 2

SLOŽENÍ:
PRO KŮRU:
- 2 bio vejce
- 2 lžíce parmazánu, strouhaného
- 1 lžička prášku ze slupek psyllia
- 1 lžička italského koření
- ½ lžičky soli
- 2 lžičky ghí

K NÁPLNĚ:
- 5 lístků bazalky, nahrubo nasekaných
- 2 unce Mozzarella, nakrájená na plátky
- 3 lžíce čistě přírodní rajčatové omáčky

INSTRUKCE:
- Vložte všechny ingredience na kůru do kuchyňského robotu a pulsujte, dokud se dobře nespojí.
- Nalijte směs do horké nepřilnavé pánve a nakloňte, aby se těsto rozprostřelo.
- Vařte, dokud okraje nezhnědnou. Otočte na druhou stranu a vařte dalších 45 sekund. Sundejte z plotny.
- Potřete rajčatovou omáčkou, přidejte mozzarellu a lístky bazalky a vložte do brojleru, aby se sýr na 2 minuty rozpustil.
- Sloužit.

VÝŽIVA: Kalorie 459 | Celkové tuky 35g | Čisté sacharidy: 3,5 g | bílkoviny 27g)

38. Snadná, Peasy, sýrová pizza

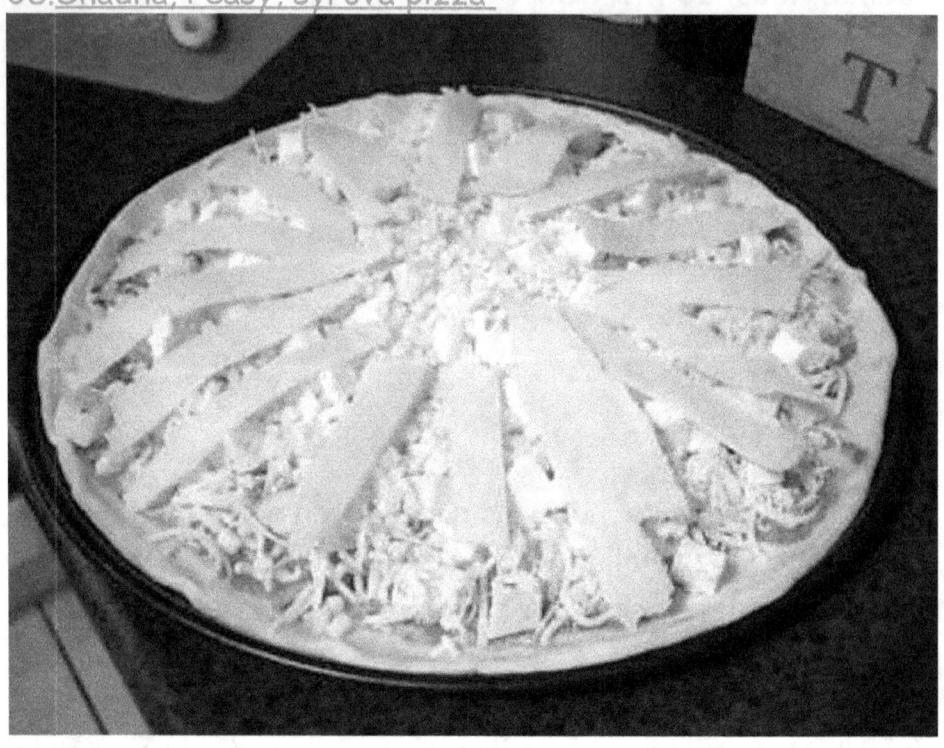

Celkový čas: 35 min Servírujte: 3

SLOŽENÍ:
- 2 celá vejce
- 1 šálek sýra čedar, nastrouhaný
- 1 lžíce slupky psyllia
- 3 lžíce pesto omáčky

INSTRUKCE:
- Předehřejte troubu na 350 F.
- Smíchejte vejce a sýr spolu se slupkou psyllia v misce a dobře promíchejte.
- Směs dejte na pečící papír a rozetřete docela tence. Vložte do trouby a pečte 15-20 minut. Nezapomeňte na to dávat pozor, protože v poměru k tloušťce rychle zhnědne a křupe, nedělejte to příliš tenké.
- Po upečení vyjměte z trouby a na základ položte, co chcete, jako je pesto nebo rajčatová omáčka.
- Navrch dejte oblíbené polevy na pizzu, jako jsou plátky slaniny, feferonky, čerstvá rajčata a čerstvá bazalka.

VÝŽIVA: Kalorie 335 | Celkové tuky 27g | Čisté sacharidy: 3,2 g | Bílkoviny 18g)

39. Zero-Belly Trio Queso Quesadilla

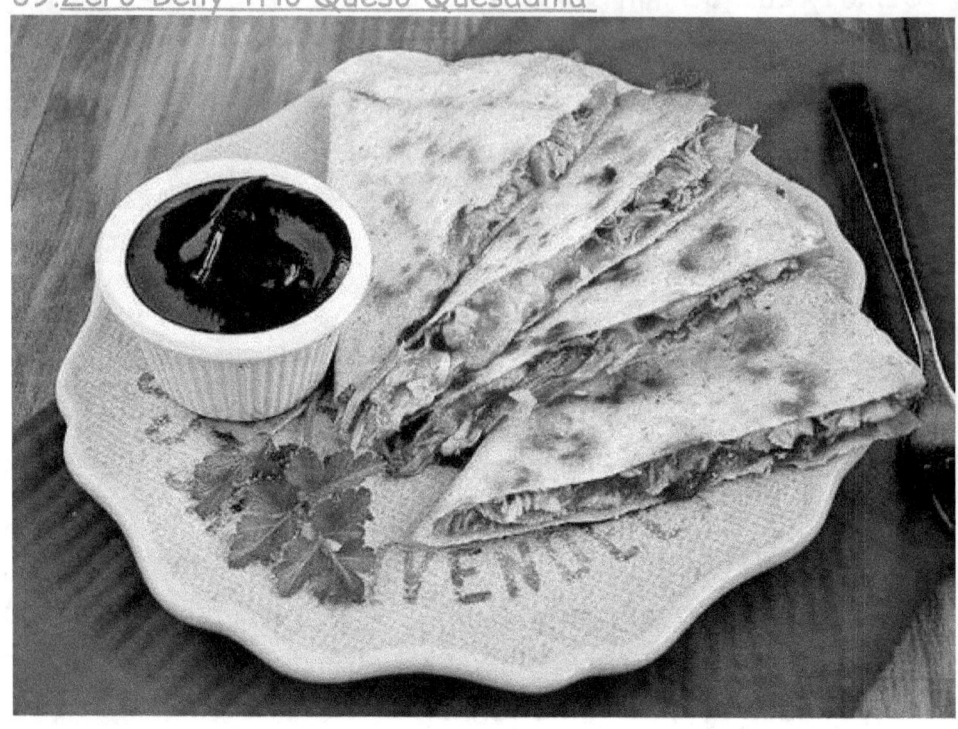

Celkový čas: 20 MIN Servírujte: 1

SLOŽENÍ:
- ¼ šálku pepřového sýra jack, strouhaného
- ¼ šálku ostrého sýra čedar, nastrouhaného
- 1 hrnek sýru mozzarella, sýr
- 2 lžíce kokosové mouky
- 1 bio vejce
- ½ lžičky česnekového prášku
- 1 lžíce mandlového mléka, neslazeného

INSTRUKCE:
- Nastavte troubu na 350 F.
- Mozzarellu dejte do mikrovlnné trouby, dokud se nezačne rozpouštět.
- Před přidáním kokosové mouky, vejce, česnekového prášku a mléka nechte mozzarellu vychladnout.
- Dobře promíchejte, dokud nedosáhnete konzistence podobné těstu.
- Těsto vložíme mezi dva pečící papíry a rozválíme naplocho.
- Odstraňte horní pečicí papír, těsto přeneste na plech a vložte do trouby na 10 minut zapéct.
- Vyndejte z trouby a nechte pár minut vychladnout, než posypete polovinu připravené tortilly sýry.
- Přeložte napůl a vložte zpět do trouby na 5 minut nebo dokud se sýr nerozpustí.

VÝŽIVA: Kalorie 977 | Celkové tuky 73g | Čisté sacharidy: 12g | Bílkoviny 63g)

40. Roztavit slaninu a sýr

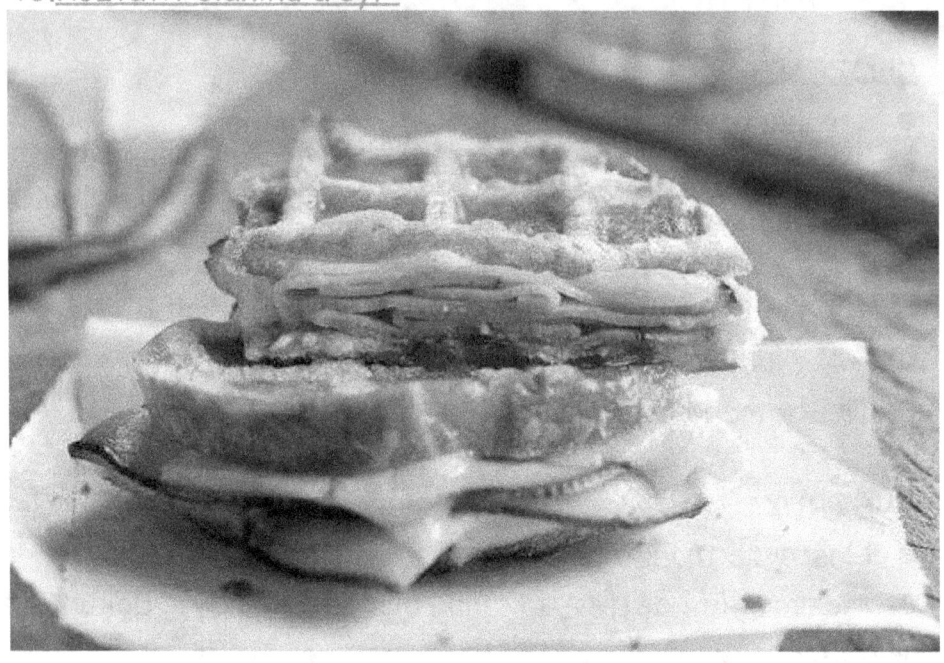

Celkový čas: 15 MIN Servírujte: 2

SLOŽENÍ:

- 8 ks provázkových tyčinek mozzarelly
- 8 proužků slaniny
- Olivový olej na smažení

INSTRUKCE:

- Předehřejte fritézu na 350 F.
- Sýrovou tyčinku obalíme jedním proužkem slaniny a zajistíme párátkem. Opakujte, dokud nespotřebujete všechnu slaninu a sýr.
- Sýrové tyčinky smažte ve fritéze po dobu 3 minut.
- Vyjměte a položte na papírovou utěrku.
- Podáváme s listovým salátem na boku.

VÝŽIVA: Kalorie 590 | Celkové tuky 50g | Čisté sacharidy: 0g | Bílkoviny 34 g)

41. BLT role

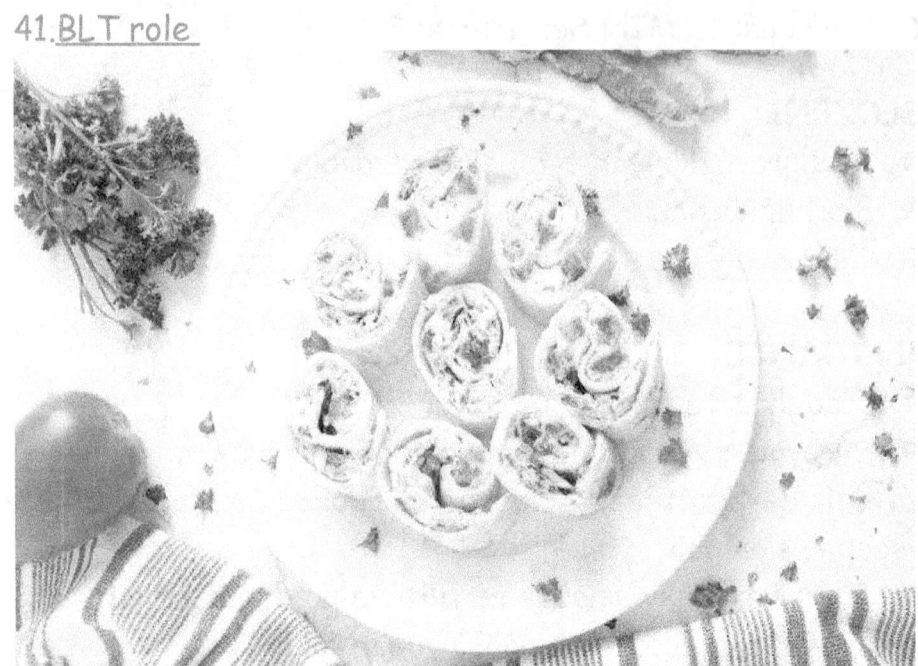

Celkový čas: 10 MIN Servírujte: 1

SLOŽENÍ:
- 4 listy, římský salát
- 4 nudličky slaniny, uvařené a rozdrobené
- 4 plátky krůtího deli
- 1 šálek cherry rajčat nakrájených na polovinu
- 2 lžíce majonézy

INSTRUKCE:
- Krůtí plátek položte na listy salátu.
- Krůtí plátek potřete majonézou a navrch dejte cherry rajčata a slaninu.
- Salát srolujte a poté zajistěte párátkem.
- Ihned podávejte.

VÝŽIVA: Kalorie 382 | Celkové tuky 38,5g | Čisté sacharidy: 11,5 g | Bílkoviny 4,1g | Vláknina 6,3 g)

42. Portobello pizza

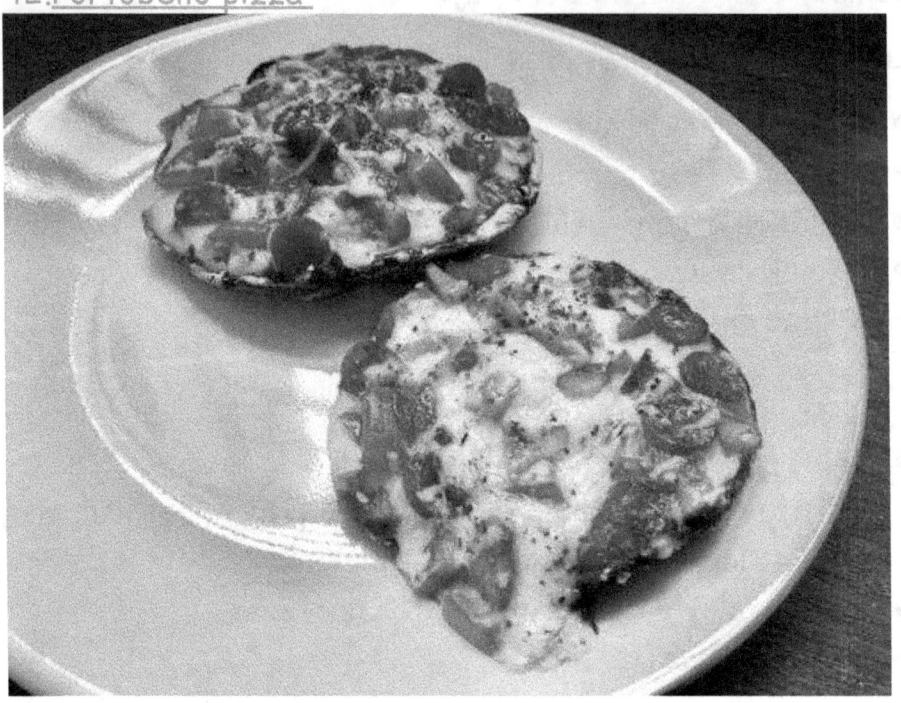

Celkový čas: 25 MIN Servírujte: 4

SLOŽENÍ:
- 1 střední rajče, nakrájené na plátky
- ¼ šálku bazalky, nasekané
- 20 feferonkových plátků
- 4 kloboučky hub Portobello
- 4 oz sýr mozzarella
- 6 lžic olivového oleje
- Černý pepř
- Sůl

INSTRUKCE:
- Vyjměte vnitřky hub a vyjměte maso tak, aby zůstala skořápka.
- Houby potřeme polovinou oleje a ochutíme pepřem a solí; grilujte 5 minut, poté otočte a potřete zbylým olejem. Pečte dalších 5 minut.
- Přidejte rajče do vnitřku skořápky a navrch dejte bazalku, feferonky a sýr. Grilujte 4 minuty, dokud se sýr nerozpustí.
- Podávejte teplé.

VÝŽIVA: Kalorie 321 | Celkové tuky 31g | Čisté sacharidy: 2,8g | Bílkoviny 8,5g | Vláknina 1,3 g)

43. Pizza s bazalkou a paprikou

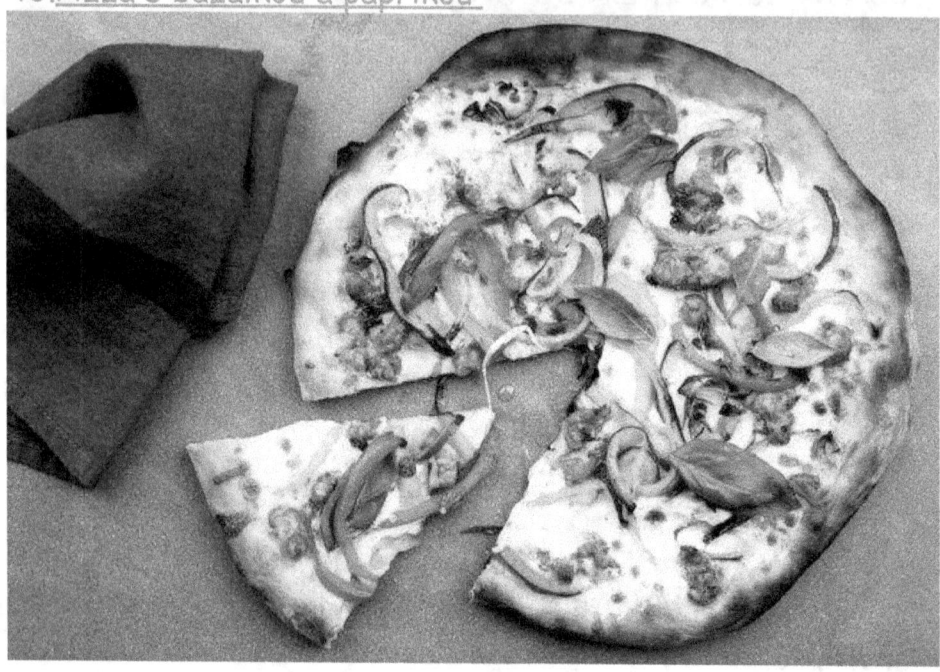

Celkový čas: 30 MIN Servírujte: 2

SLOŽENÍ:
PRO ZÁKLAD:
- ½ šálku mandlové mouky
- 2 lžičky smetanového sýra
- 1 vejce
- ½ lžičky soli
- 6 uncí sýru mozzarella
- 2 lžíce slupky psyllia
- 2 lžíce parmazánu
- 1 lžička italského koření
- ½ lžičky černého pepře

NA PLEVA:
- 1 střední rajče, nakrájené na plátky
- 2/3 papriky, nakrájené na plátky
- 4 oz sýr čedar, strouhaný
- ¼ šálku rajčatové omáčky
- 3 lžíce bazalky, nasekané

INSTRUKCE:
- Předehřejte troubu na 400 F. Vložte mozzarellu do misky vhodné do mikrovlnné trouby a za občasného míchání roztavte 1 minutu.
- Do rozpuštěné mozzarelly přidejte smetanový sýr a promíchejte.
- V míse smícháme suché ingredience na základ, přidáme vejce a spojíme. Přidejte sýrovou směs a rukama spojte do těsta.

- Z těsta vytvarujte kruh, pečte 10 minut a vyjměte z trouby. Doplňte rajčatovou omáčkou, rajčaty, bazalkou, paprikou a sýrem čedar.
- Vraťte do trouby a pečte dalších 10 minut.
- Podávejte teplé.

VÝŽIVA: Kalorie 410 | Celkové tuky 31,3g | Čisté sacharidy: 5,3 g | Bílkoviny 24,8g | Vláknina 5,8 g)

DRŮBEŽ

44. Kuřecí koláč

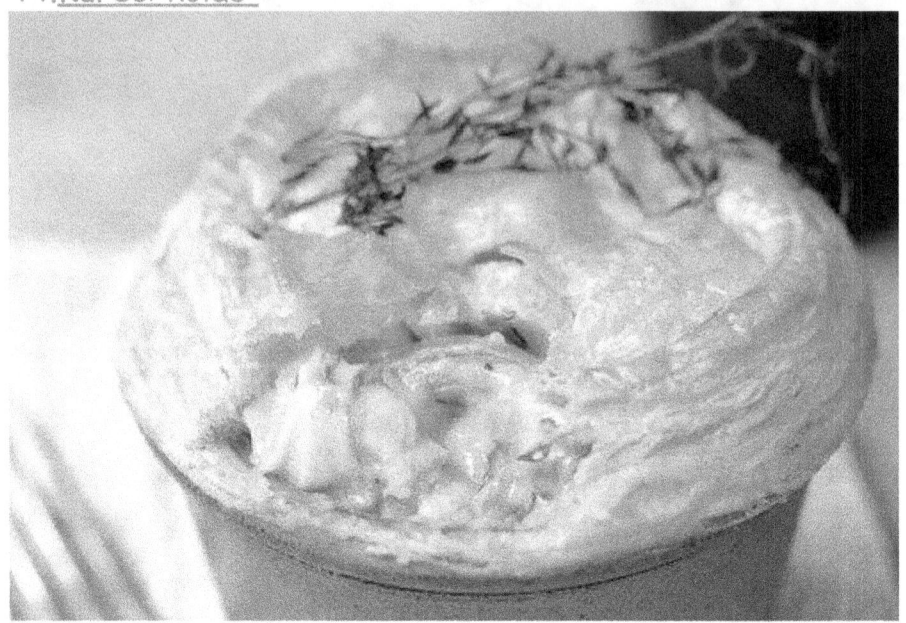

Celkový čas: 30 MIN Servírujte: 5

SLOŽENÍ:
- ½ lb vykostěná kuřecí stehna nakrájená na malé kousky
- 3,5 oz slaniny, nakrájené
- 1 mrkev, nakrájená
- ¼ šálku petrželky, nasekané
- 1 šálek husté smetany
- 2 pórky cibule, nakrájené
- 1 šálek bílého vína
- 1 lžíce olivového oleje
- Sůl a pepř na dochucení

PRO KŮRU
- 1 šálek mandlové moučky
- 2 lžíce vody
- 1 lžička stévie
- 1½ lžíce másla
- ½ lžičky soli

INSTRUKCE:
- Nejprve si připravte korpus smícháním všech jeho ingrediencí. Dát stranou.
- Rozehřejte olivový olej na pánvi na středně vysokém ohni. Vsypeme nakrájený pórek a promícháme. Přeneste na talíř.
- Vhodíme kuřecí maso a slaninu a vaříme dohněda a přidáme pórek.
- Přidejte mrkev a zalijte bílým vínem a poté snižte teplotu na střední.
- Přidejte petržel a zalijte hustou smetanou a dobře promíchejte. Přendejte do zapékací mísy.

- Zakryjte připravenou kůrkou a vložte do trouby, dokud nebude kůrka zlatavě hnědá a křupavá.
- Před podáváním nechte 20 minut odpočinout.

VÝŽIVA: Kalorie 396| Celkové tuky 33g | Čisté sacharidy: 6,5 g | Bílkoviny 12,1g | Vláknina: 2,5 g)

45. Klasická kuřecí parmigiana

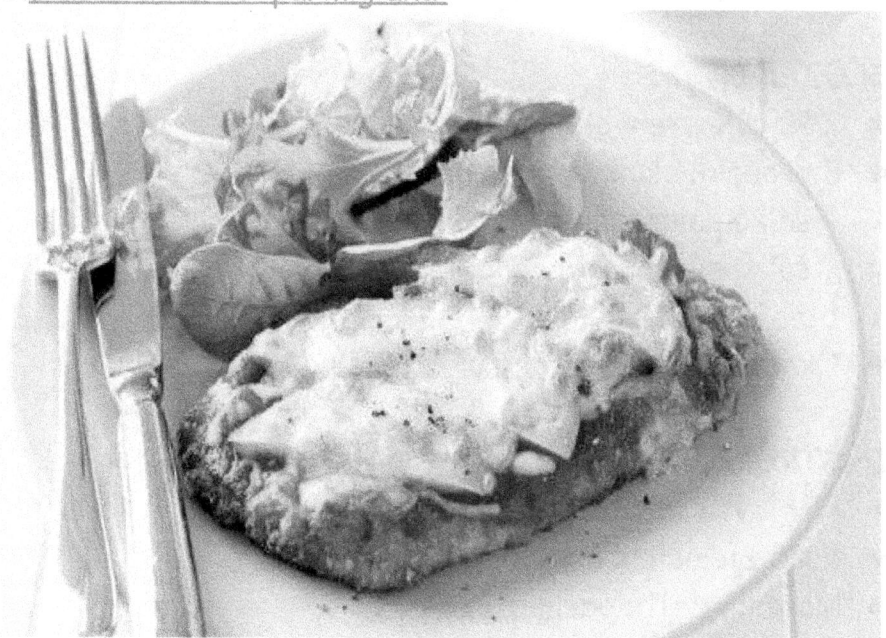

Celkový čas: 50 MIN Servírujte: 2

SLOŽENÍ:

- 2 ks vykostěných kuřecích stehen
- 8 proužků slaniny, nakrájené
- ½ šálku parmazánu, strouhaného
- ½ šálku sýra mozzarella, nastrouhaný
- 1 bio vejce
- 1 konzervované rajče nakrájené na kostičky

INSTRUKCE:

- Nastavte troubu na 450 F.
- Kuře zjemněte a dejte stranou.
- Na talíř dejte parmazán.
- Vejce rozklepneme do misky a rozšleháme. A ponořte do něj kuře.
- Přendejte na talíř se sýrem a kuře obalte parmazánem.
- Plech vymažeme máslem, položíme kuřecí stehna a pečeme v troubě 30-40 minut.
- Během čekání, až se kuře upeče, opečte slaninu.
- Nalijte rajčata se slaninou a promíchejte. Snižte teplotu na minimum a nechte dusit a redukovat.
- Po dokončení vyndejte kuře z trouby a přelijte rajčatovou omáčkou.
- Navrch posypte mozzarellou a vložte zpět do trouby, aby se sýr rozpustil.
- Podávejte horké.

VÝŽIVA: Kalorie 826 | Celkové tuky 50,3g | Čisté sacharidy: 6,2 g | Bílkoviny 83,2g | Vláknina: 1,2 g)

46. Pečená krůtí stehno

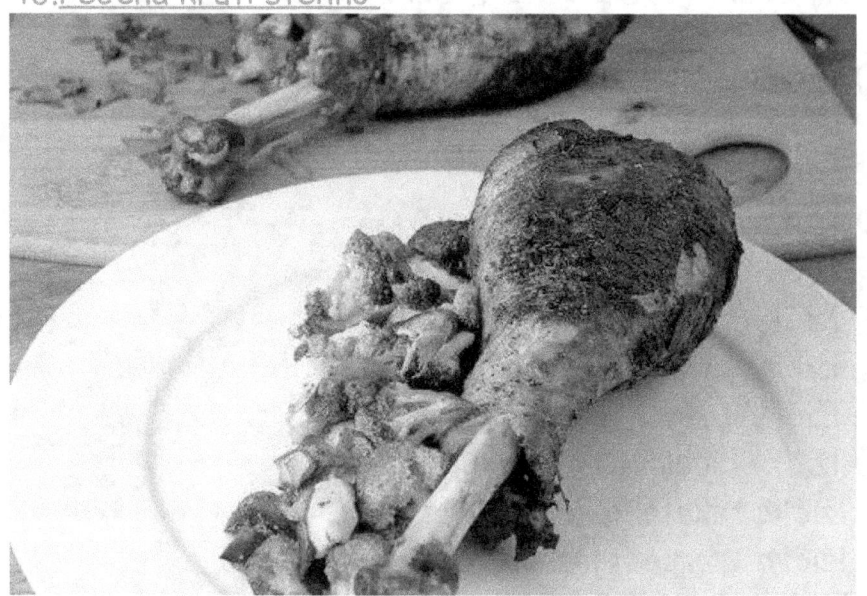

Celkový čas: 1 HOD 20 MIN| Servírujte: 4

SLOŽENÍ:
- 2 ks krůtí stehýnka
- 2 lžíce ghí

PRO RUB:
- ¼ lžičky cayenne
- ½ lžičky tymiánu, sušeného
- ½ lžičky ancho chilli prášku
- ½ lžičky česnekového prášku
- ½ lžičky cibulového prášku
- 1 lžička tekutého kouře
- 1 lžička Worcestershire
- Sůl a pepř na dochucení

INSTRUKCE:
- Nastavte troubu na 350 F.
- Všechny ingredience na potírání smícháme v míse. Dobře prošlehejte.
- Krůtí stehýnka osušte čistým ručníkem a štědře je potřete směsí koření.
- V litinové pánvi rozehřejte ghí na středně vysokém ohni a poté krůtí stehýnka opékejte 2 minuty z každé strany.
- Vložte krůtu do trouby a pečte jednu hodinu.

VÝŽIVA: Kalorie 382 | Celkové tuky 22,5g | Čisté sacharidy: 0,8g | Bílkoviny 44g | Vláknina: 0,0 g)

47.Pomalu vařené řecké kuře

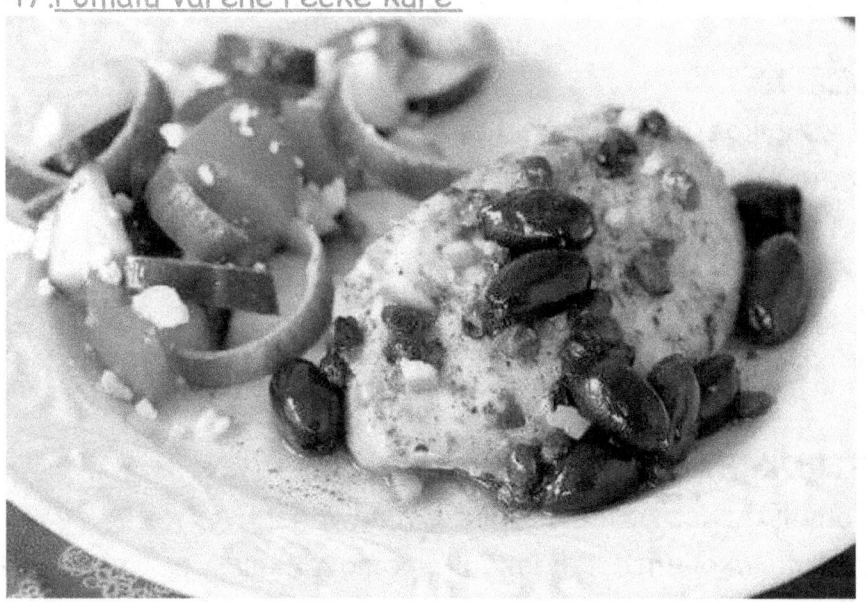

Celkový čas: 7 HOD 10 MIN Servírujte: 4

SLOŽENÍ:

- 4 ks vykostěných kuřecích stehen
- 3 stroužky česneku, nasekané
- 3 lžíce citronové šťávy
- 1 ½ šálku horké vody
- 2 kostky kuřecího bujonu
- 3 lžíce řeckého rubu

INSTRUKCE:

- Pomalý hrnec potřete sprejem na vaření
- Kuře okořeňte řeckou pomazánkou a následně nasekaným česnekem.
- Přesuňte kuře do pomalého hrnce a pokapejte jej citronovou šťávou.
- Kuřecí kostky rozdrobte a vložte do pomalého hrnce. Nalijte vodu a zamíchejte.
- Přikryjte a vařte na nízké teplotě po dobu 6-7 hodin.

VÝŽIVA: Kalorie 140 | Celkové tuky 5,7g | Čisté sacharidy: 2,2 g | Bílkoviny 18,6g)

48. Pečené kuře zabalené ve slanině

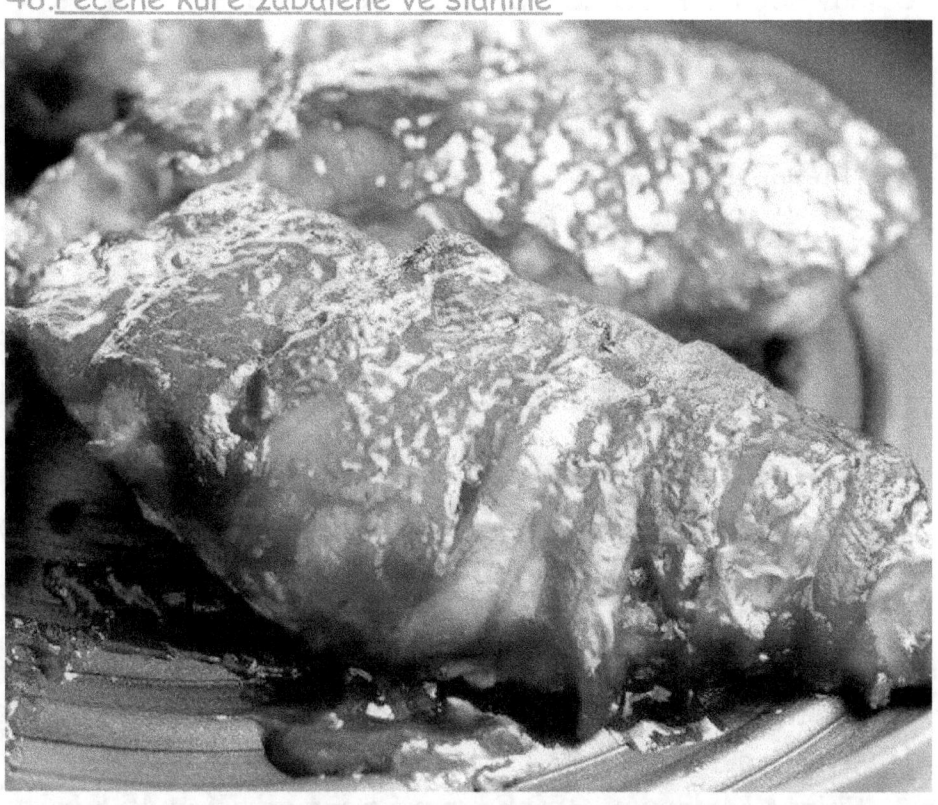

Celkový čas: 1 HOD 25 MIN| Servírujte: 6

SLOŽENÍ:

- 1 celé obalené kuře
- 10 proužků slaniny
- 3 snítky čerstvého tymiánu
- 2 ks limetky
- Sůl a pepř na dochucení

INSTRUKCE:

- Nastavte troubu na 500 F.
- Kuře důkladně opláchněte a naplňte ho snítkami limetky a tymiánu.
- Kuře osolte, opepřete a poté kuře zabalte se slaninou.
- Znovu osolte a opepřete a poté položte na pečicí plech na plech (ujistěte se, že chytí šťávu) a vložte do trouby na 15 minut opékat.
- Snižte teplotu na 350 F a poté pečte dalších 45 minut.
- Vyjměte kuře z trouby, zakryjte alobalem a nechte 15 minut stát.
- Odeberte šťávu z podnosu a vložte do hrnce. Na prudkém ohni přivedeme k varu a ponorným mixérem rozmixujeme ze šťávy všechny „dobré věci".
- Kuře podávejte s omáčkou na boku.

VÝŽIVA: Kalorie 375 | Celkové tuky 29,8g | Čisté sacharidy: 2,4g | Bílkoviny 24,5g | Vláknina: 0,9g)

49. Křupavé kuře na kari

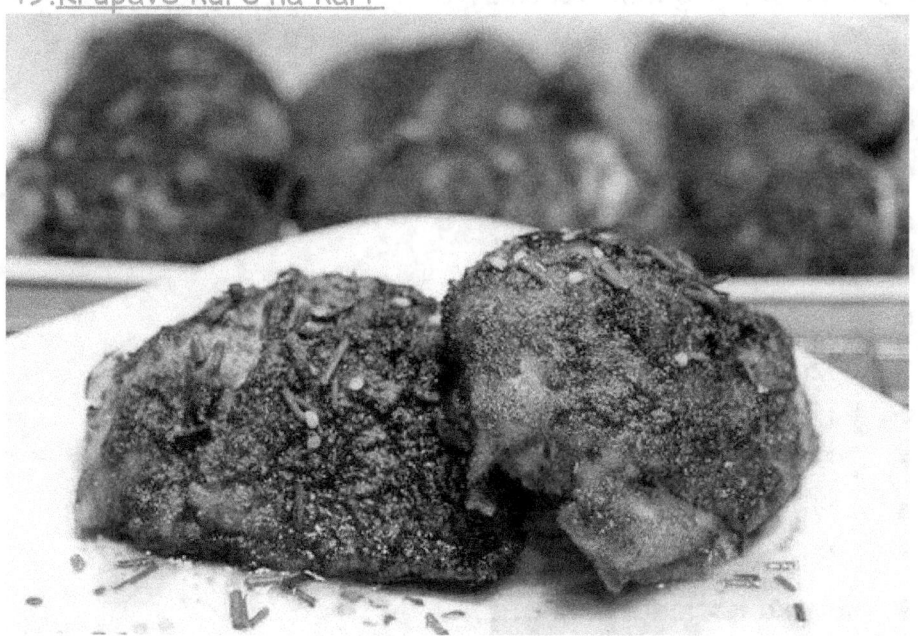

Celkový čas: 60 min Servírujte: 4

SLOŽENÍ:
- 4 ks kuřecí stehna
- ¼ šálku olivového oleje
- 1 lžička kari
- ¼ lžičky zázvoru
- ½ lžičky kmínu, mletého
- ½ lžičky uzené papriky
- ½ lžičky česnekového prášku
- ¼ lžičky cayenne
- ¼ lžičky nového koření
- ¼ lžičky chilli
- Špetka koriandru, mletá
- Špetka skořice
- Špetka kardamomu
- ½ lžičky soli

INSTRUKCE:
- Nastavte troubu na 425 F.
- Smíchejte všechna koření dohromady.
- Plech vyložte alobalem a položte na něj kuře.
- Kuře pokapeme olivovým olejem a potřeme.
- Navrch posypte směs koření a poté znovu potřete, ujistěte se, že je kuře potaženo kořením.
- Vložte do trouby na 50 minut zapéct.
- Před podáváním nechte 5 minut odpočinout.

VÝŽIVA: Kalorie 277 | Celkové tuky 19,9g | Čisté sacharidy: 0,6g | Bílkoviny 42,3 g)

50.Perfektní pečená kuřecí křidélka

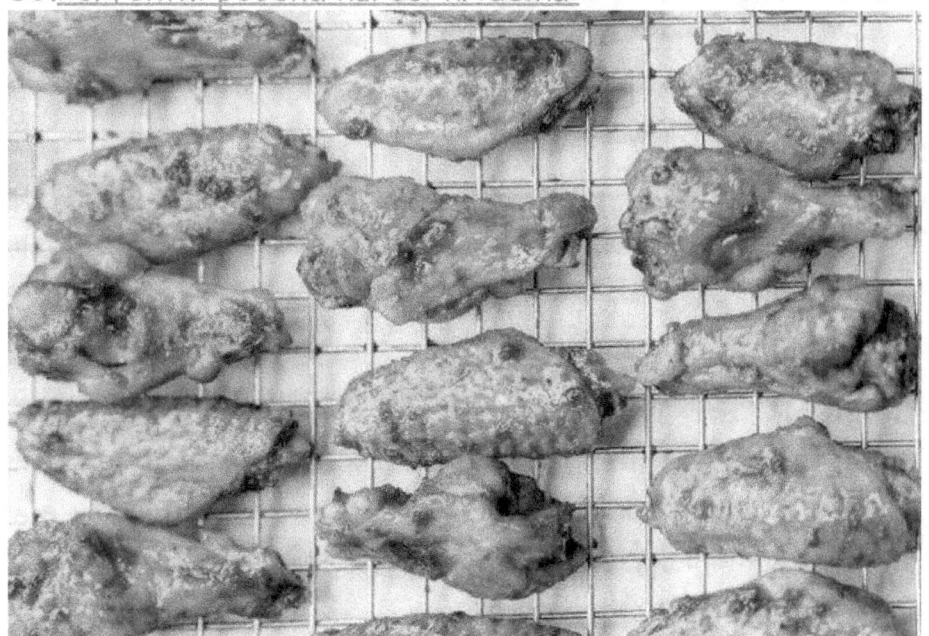

Celkový čas: 40 min Servírujte: 2

SLOŽENÍ:
- 2,5 libry kuřecí křídla
- ½ lžičky jedlé sody
- 1 lžička prášku do pečiva
- Sůl podle chuti
- 4 lžíce másla, rozpuštěného

INSTRUKCE:
- Přidejte všechny ingredience (kromě másla) do sáčku Ziploc a protřepejte, ujistěte se, že jsou křidélka potažená směsí.
- Dejte přes noc do lednice.
- Když jste připraveni vařit, nastavte troubu na 450 F.
- Křídla položte na plech a pečte v troubě 20 minut.
- Otočte křídla a pečte dalších 15 minut.
- Rozpusťte máslo a pokapejte křídla.

VÝŽIVA: Kalorie 500 | Celkové tuky 0,0g | Čisté sacharidy: 38,8 g | Bílkoviny 44g | Vláknina: 34 g)

51. Kuře v omáčce Kung Pao

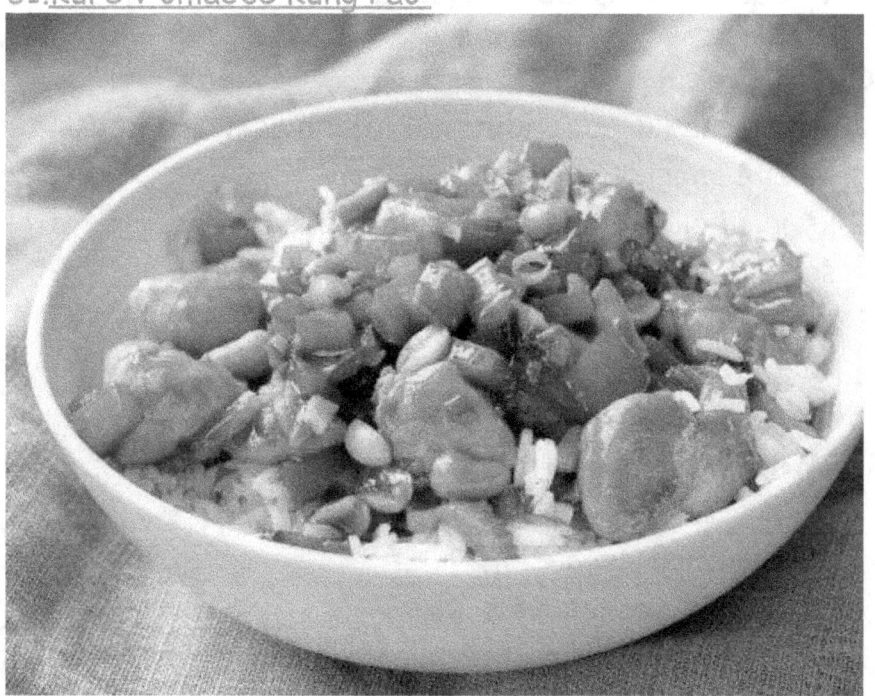

Celkový čas: 25 MIN Servírujte: 2

SLOŽENÍ:
- 2 vykostěná kuřecí stehna nakrájená na menší kousky
- ½ zelené papriky, nakrájené
- 2 ks jarní cibulky, nakrájené na tenké plátky
- ¼ šálku arašídů, nasekaných
- 1 lžička zázvoru, strouhaného
- ½ lžíce červených chilli vloček
- Sůl a pepř na dochucení

NA OMÁČKU:
- 2 lžíce rýžového vinného octa
- 1 lžíce kečupu Zero-Belly
- 2 lžíce chilli česnekové pasty
- 1 polévková lžíce sojové omáčky s nízkým obsahem sodíku
- 2 lžičky sezamového oleje
- 2 lžičky tekuté stévie
- ½ lžičky javorového sirupu

INSTRUKCE:
- Kuře ochutíme solí, pepřem a nastrouhaným zázvorem.
- Umístěte litinovou pánev na středně vysoký oheň a přidejte kuře, když je pánev rozpálená. Vařte 10 minut.
- Všechny ingredience na omáčku prošlehejte v misce a počkejte, až se kuře uvaří.
- Do pánve s kuřecím masem přidejte zelenou papriku, jarní cibulku a arašídy a vařte dalších 4-5 minut
- Přidejte omáčku do pánve, promíchejte a nechte vařit.

VÝŽIVA: Kalorie 362 | Celkové tuky 27,4g | Čisté sacharidy: 3,2 g | Bílkoviny 22,3 g)

52. Kuřecí BBQ pizza

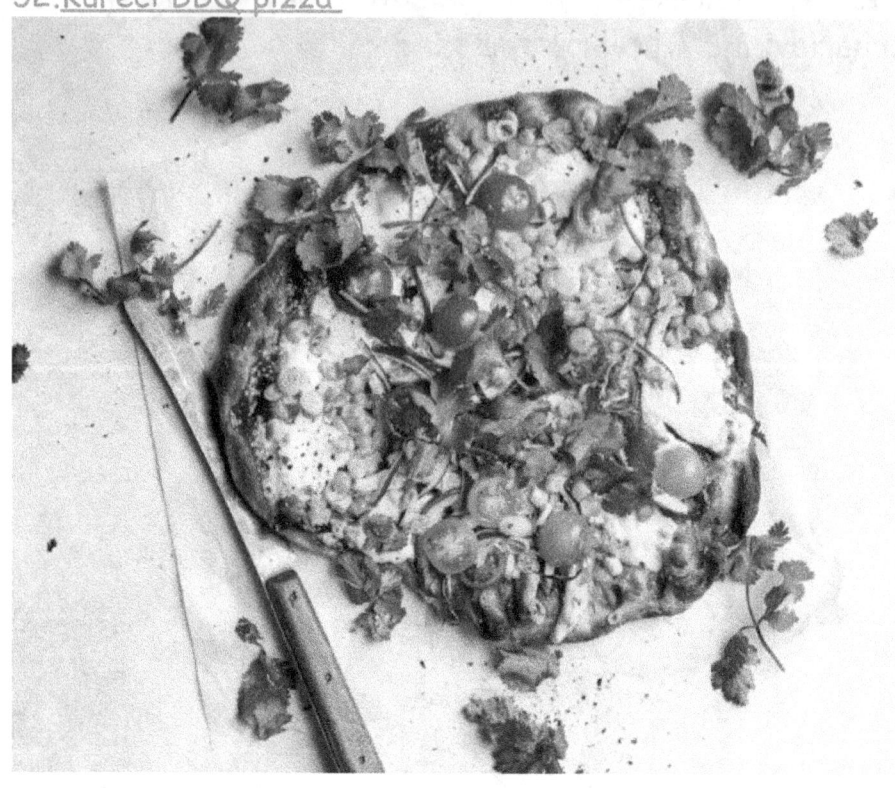

Celkový čas: 20 MIN Servírujte: 4

SLOŽENÍ:
- 1 šálek pečeného kuřete, nakrájeného na kousky
- 4 lžíce BBQ omáčky
- ½ šálku sýru čedar
- 1 lžíce majonézy
- 4 lžíce přírodní rajčatové omáčky

NA PIZZOVOU KŮRU
- 6 lžic parmazánu, strouhaného
- 6 bio vajec
- 3 lžíce prášku ze slupek psyllia
- 2 lžičky italského koření
- Sůl a pepř na dochucení

INSTRUKCE:
- Nastavte troubu na 425 F.
- Všechny ingredience na korpus dejte do kuchyňského robotu a pulzujte, dokud nezískáte husté těsto.
- Vytvarujte těsto na pizzu a vložte do trouby na 10 minut.
- Uvařenou krustu potřete rajčatovou omáčkou a poté kuřetem, sýrem a pokapejte BBQ omáčkou a majonézou.

VÝŽIVA: Kalorie 357 | Celkové tuky 24,5g | Čisté sacharidy: 2,9 g | Bílkoviny 24,5g)

53.Pomalu vařené kuřecí masala

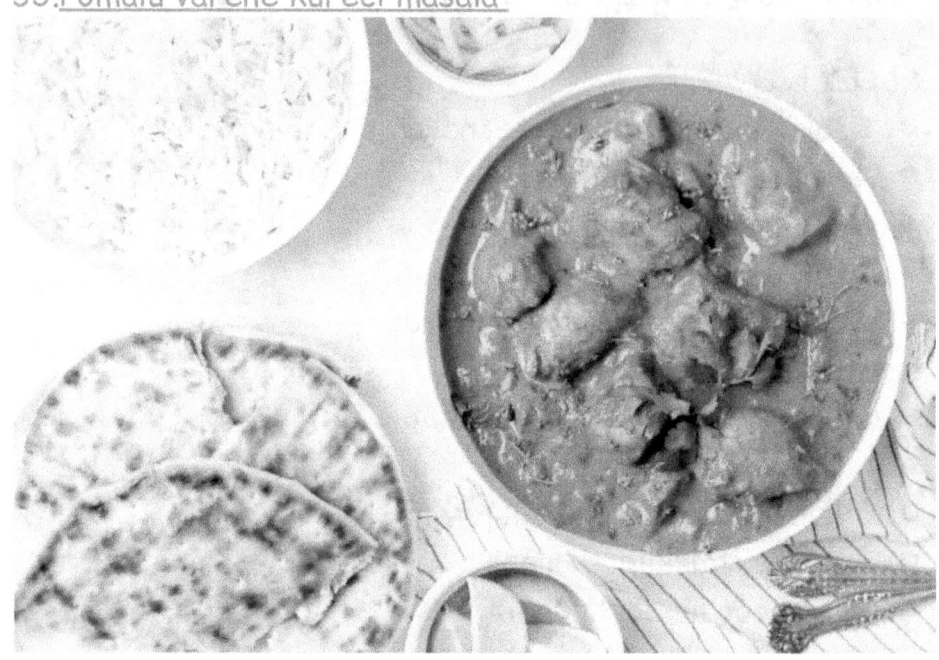

Celkový čas: 3 HOD 10 MIN| Servírujte: 2

SLOŽENÍ:
- 1 ½ libry. vykostěná kuřecí stehna, nakrájená na malé kousky
- 2 stroužky česneku
- 1 lžička zázvoru, strouhaného
- 1 lžička cibulového prášku
- 3 lžíce masaly
- 1 lžička papriky
- 2 lžičky soli
- ½ šálku kokosového mléka (rozděleno na 2)
- 2 lžíce rajčatového protlaku
- ½ šálku nakrájených rajčat
- 2 lžíce olivového oleje
- ½ šálku husté smetany
- 1 lžička stévie
- Čerstvý koriandr na ozdobu

INSTRUKCE:
- Nejprve vložte kuře do pomalého hrnce. Přidejte nastrouhaný zázvor, česnek a zbytek koření. Míchat.
- Přidejte rajčatovou pastu a nakrájená rajčata a znovu promíchejte.
- Zalijte ½ kokosového mléka a promíchejte a poté vařte na vysoké teplotě 3 hodiny.
- Po vaření přidejte zbývající kokosové mléko, hustou smetanu, stévii a znovu promíchejte.
- Podávejte horké.

VÝŽIVA: Kalorie 493 | Celkové tuky 41,2g | Čisté sacharidy: 5,8 g | Bílkoviny 26g)

54. Pečené kuře na másle

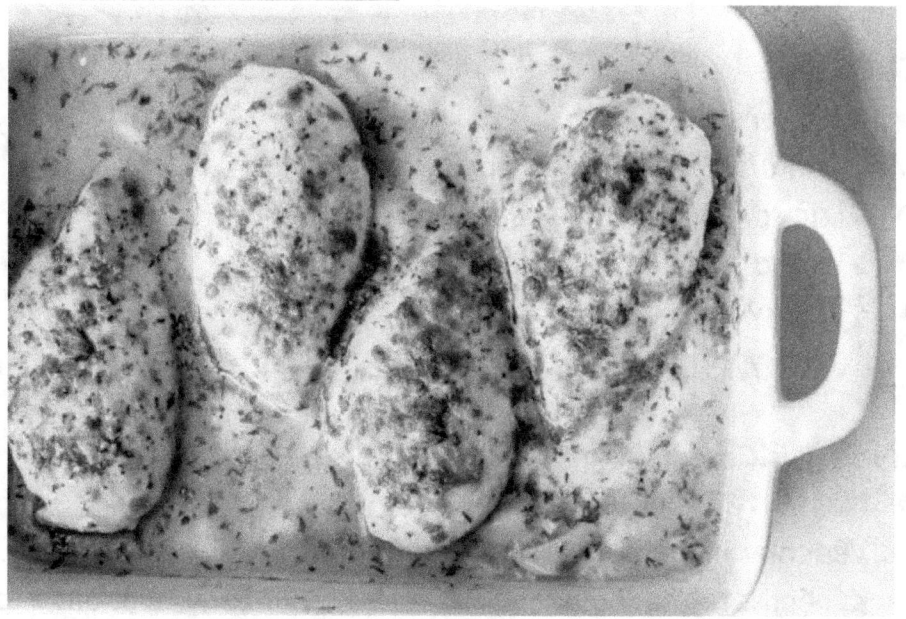

Celkový čas: 1 HOD 10 MIN| Servírujte: 2

SLOŽENÍ:
- 4 ks kuřecí stehna
- ¼ šálku změkčeného organického másla
- 1 lžička rozmarýnu, sušeného
- 1 lžička bazalky, sušené
- ½ lžičky soli
- ½ lžičky pepře

INSTRUKCE:
- Nastavte troubu na 350 F.
- Všechny ingredience (kromě kuřete) prošlehejte v míse.
- Kuřecí stehna položíme na plech vyložený alobalem a hojně je potřeme máslovou směsí.
- Kuře vložíme do trouby na hodinu péct.
- Podávejte teplé.

VÝŽIVA: Kalorie 735 | Celkové tuky 33,7g | Čisté sacharidy: 0,8g | Bílkoviny 101,8g)

55. Kuřecí parmazán

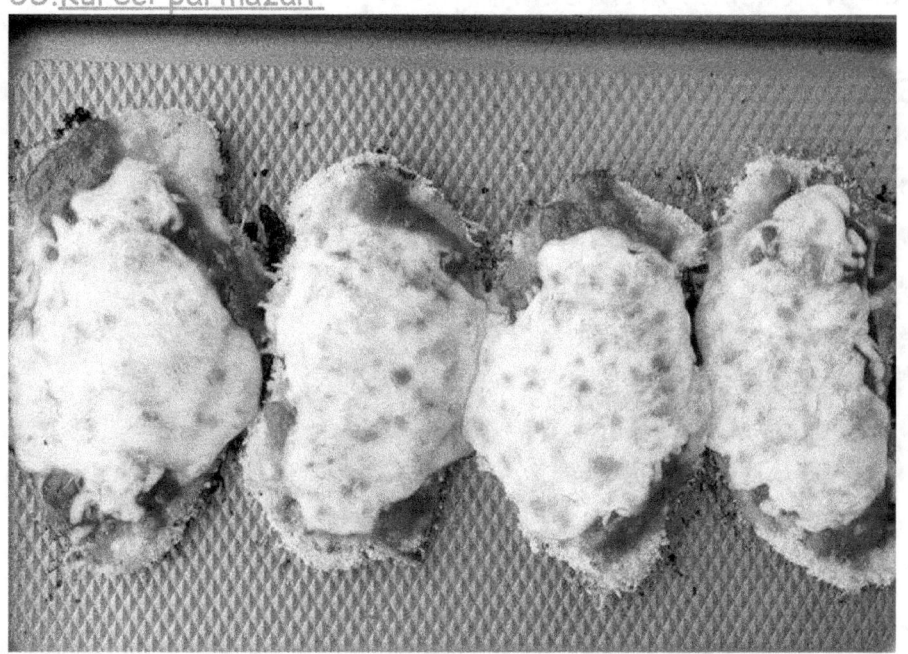

Celkový čas: 25 MIN Servírujte: 4

SLOŽENÍ:
NA KUŘE:
- 3 Kuřecí prsa
- 1 šálek sýru Mozzarella
- Sůl
- Černý pepř

PRO NÁTĚR:
- ¼ šálku lněného šrotu
- 1 lžička oregano
- ½ lžičky černého pepře
- ½ lžičky česnekového prášku
- 1 vejce
- 2,5 oz vepřové kůže
- ½ šálku parmazánu
- ½ lžičky soli
- ¼ lžičky vloček červené papriky
- 2 lžičky papriky
- 1 ½ lžičky kuřecího vývaru

NA OMÁČKU:
- 1 šálek rajčatové omáčky, nízký obsah sacharidů
- 2 stroužky česneku
- Sůl
- ½ šálku olivového oleje
- ½ lžičky oregano
- Černý pepř

INSTRUKCE:
- Přidejte lněnou moučku, koření, vepřové kůry a parmazán v procesoru a melte, dokud se nespojí.

- Kuřecí prsa rozklepneme a v nádobě rozšleháme vejce s vývarem. Všechny ingredience na omáčku dáme na pánev, promícháme a na mírném plameni dáme vařit.
- Namočte kuře ve vejci a poté obalte suchou směsí.
- Na pánvi rozehřejte olej a opečte kuře a poté přendejte do kastrolu. Přelijte omáčkou a mozzarellou a pečte 10 minut.

VÝŽIVA: Kalorie 646 | Celkové tuky 46,8g | Čisté sacharidy: 4g | Bílkoviny 49,3 g | Vláknina 2,8 g)

PLODY MOŘE

56. Sladkokyselý Snapper

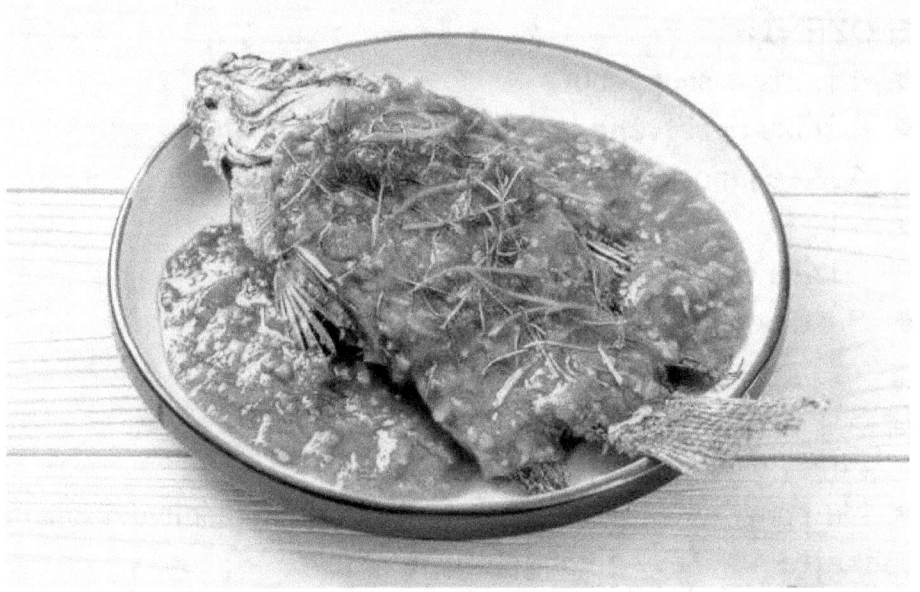

Celkový čas: 20 MIN Servírujte: 2

SLOŽENÍ:

- 4 filety z snapperu
- ¼ šálku čerstvého koriandru, nasekaného
- 4 lžíce limetkové šťávy
- 6 ks liči, nakrájené na plátky
- 2 lžíce olivového oleje
- Sůl a pepř na dochucení

INSTRUKCE:

- Filety osolíme a opepříme.
- Na pánvi na středním plameni rozehřejte olivový olej a opékejte 4 minuty z každé strany.
- Rybu pokapejte limetkovou šťávou; přidejte koriandr a nakrájené liči.
- Snižte teplotu na minimum a nechte vařit dalších 5 minut.
- Přendejte na servírovací talíř a vychutnejte si.

VÝŽIVA: Kalorie 244 | Celkové tuky 15,4g | Čisté sacharidy: 0,1g | Bílkoviny 27,9 g)

57. Smetanová treska jednoskvrnná

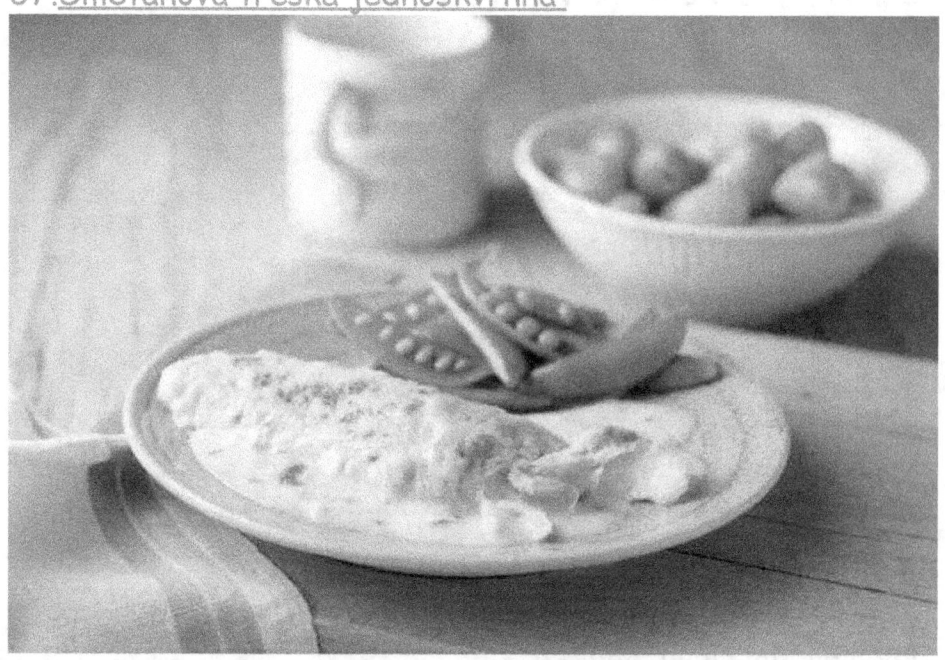

Celkový čas: 20 MIN Servírujte: 2

SLOŽENÍ:
- 5,3 oz uzené tresky jednoskvrnné
- 1/2 vroucí vody
- 1 lžíce másla
- ¼ šálku smetany
- 2 šálky špenátu

INSTRUKCE:
- Zahřejte pánev na střední teplotu.
- V misce smíchejte vroucí vodu se smetanou a máslem.
- Do pánve dejte tresku jednoskvrnnou a omáčku a nechte vařit, dokud se voda neodpaří a zůstane po ní krémová máslová omáčka.
- Tresku jednoskvrnnou podávejte přelitou omáčkou na čerstvém nebo povadlém špenátu.

VÝŽIVA: Kalorie 281 | Celkové tuky 10g | Čisté sacharidy: 15 g | Bílkoviny 18g)

58. Štikozubec smažený na pánvi

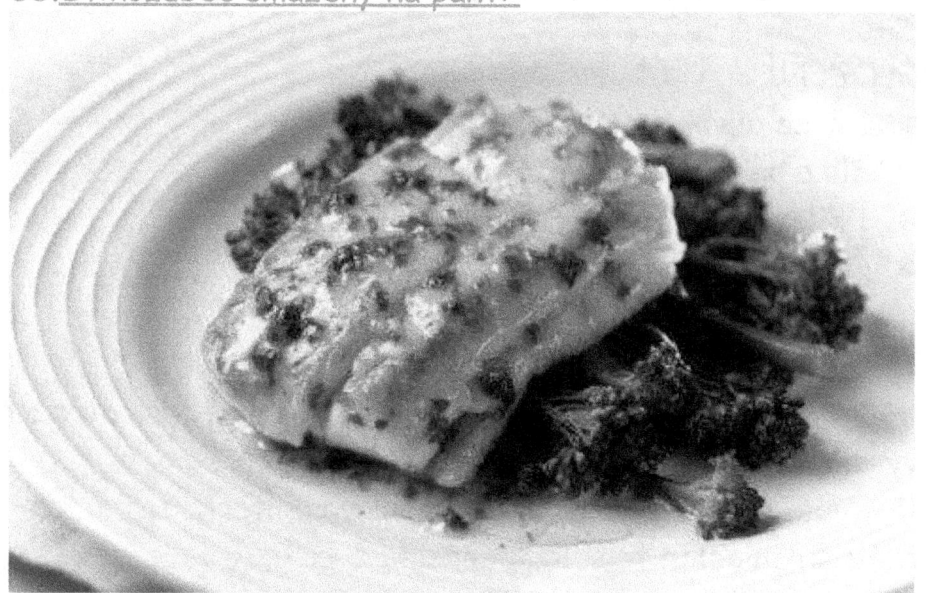

Celkový čas: 15 MIN Servírujte: 1

SLOŽENÍ:
- 1 lžíce olivového oleje
- Sůl a pepř na dochucení
- 1 Filet ze štikozubce
- Čerstvé plátky citronu

INSTRUKCE:
- Ve velké pánvi rozehřejte olivový olej na středně vysokou teplotu.
- Rybu osušte kuchyňskou papírovou utěrkou a poté z obou stran ochuťte solí a pepřem.
- Ryby opékejte asi 4-5 minut z každé strany, v závislosti na jejich tloušťce, nebo dokud nebudou mít zlatavou kůrku a dužinu snadno odlupujte vidličkou.

VÝŽIVA: Kalorie 170 | Celkové tuky 8g | Čisté sacharidy: 7 g | Bílkoviny 18g)

59. Pesto a mandlový losos

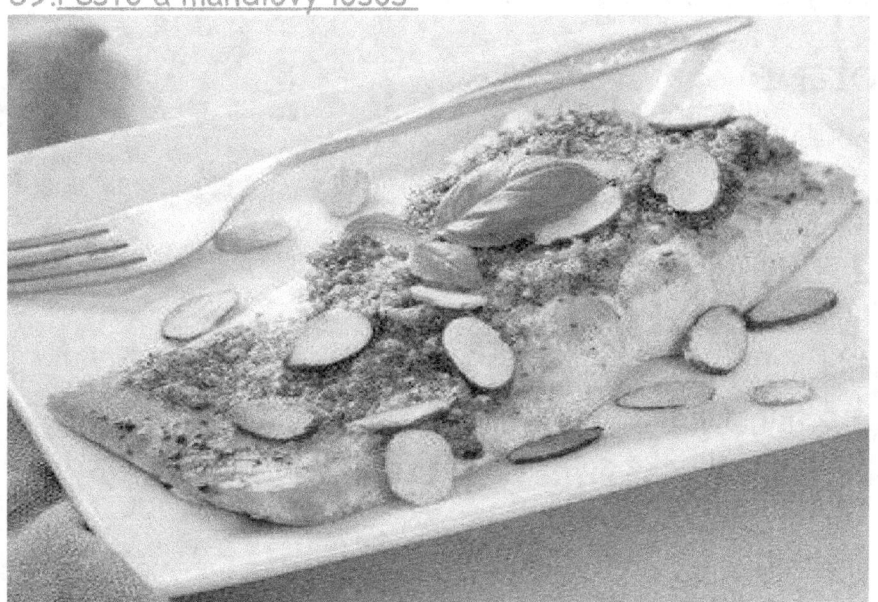

Celkový čas: 15 MIN Servírujte: 2

SLOŽENÍ:
- 1 stroužek česneku
- ½ citronu
- ½ ČL petrželky
- 2 PL másla
- Hrst Frisée
- 1 PL Olivový olej
- ¼ šálku mandlí
- ½ ČL himalájské soli
- 12 oz. Filety z lososa
- ½ šalotky

INSTRUKCE:
- Přidejte mandle, česnek a olivový olej do procesoru a mixujte, dokud není směs pastovitá. Do směsi přidejte petržel, sůl a vymačkejte citronovou šťávu a dejte stranou, dokud nebude potřeba.
- Lososa dochutíme pepřem a solí.
- Na pánvi rozehřejte olej a do hrnce vložte kůži lososa a opékejte 3 minuty z každé strany.
- Přidejte máslo na pánev a zahřívejte, dokud se nerozpustí; rybu potřeme máslem a stáhneme z ohně.
- Lososa podávejte s frisée a pestem.

VÝŽIVA: Kalorie 610 | Celkové tuky 47g | Čisté sacharidy: 6g | Bílkoviny 38 g | Vláknina: 1 g)

60. Limetkový avokádový losos

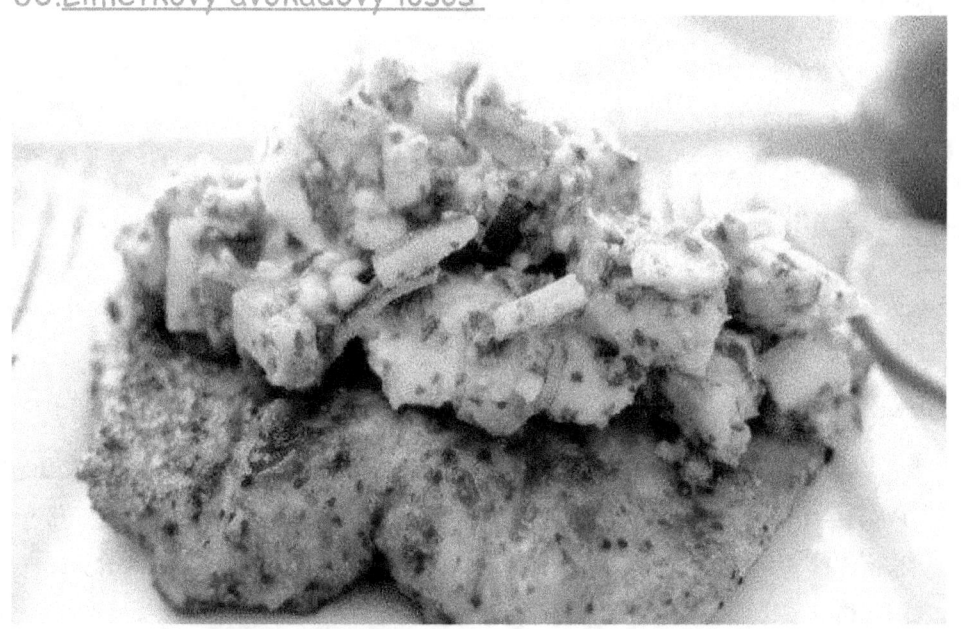

Celkový čas: 25 MIN Servírujte: 2

SLOŽENÍ:
- 1 Avokádo
- 2 lžíce červené cibule (nakrájené)
- ½ šálku květáku
- 12 oz. Filety z lososa (2)
- ½ limetky

INSTRUKCE:
- Umístěte květák do procesoru a pulzujte, dokud nebude textura podobná rýži.
- Pánev vymažte sprejem na vaření a přidejte rýži, vařte 8 minut s poklicí.
- Přidejte zbývající přísady kromě ryb do kuchyňského robotu a mixujte, dokud nebudou krémové a hladké.
- Na jiné pánvi rozehřejte vámi vybraný olej a do hrnce vložte filety kůží dolů. Vařte 5 minut a podle chuti přidejte pepř a sůl. Otočte a vařte dalších 5 minut.
- Lososa podávejte s květákem a přelijte avokádovou omáčkou.

VÝŽIVA: Kalorie 420 | Celkové tuky 27g | Čisté sacharidy: 5 g | Bílkoviny 37 g | Vláknina: 0,5 g)

61. Glazovaný sezamový zázvorový losos

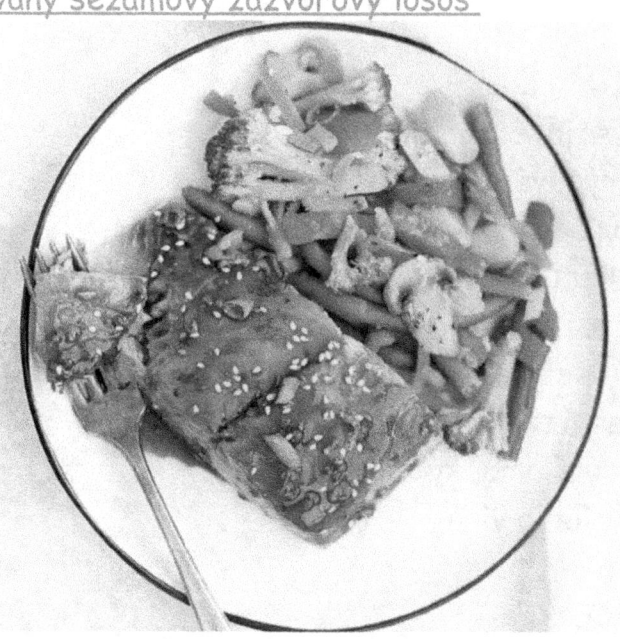

Celkový čas: 40 min Servírujte: 2

SLOŽENÍ:

- 2 lžíce sójové omáčky
- 1 lžíce rýžového vinného octa
- 2 lžičky česneku, nastrouhaného
- 1 lžíce kečupu
- 10 oz filet z lososa
- 2 lžičky sezamového oleje
- 1 lžička zázvoru, nakrájeného na kostičky
- 1 lžíce rybí omáčky
- 2 lžíce bílého vína

INSTRUKCE:

- Smíchejte sójovou omáčku, ocet, česnek, zázvor a rybí omáčku v misce a přidejte lososa. Marinujte 15 minut.
- Na pánvi rozehřejte sezamový olej, dokud se neudí, a poté do pánve přidejte rybu kůží dolů. Vařte 4 minuty, poté otočte a vařte další 4 minuty nebo dokud nebude hotový.
- Do hrnce přidejte marinádu a vařte 4 minuty, vyjměte z hrnce a odstavte.
- Do omáčky přidejte bílek a kečup a vařte 5 minut do zredukování.
- Rybu podáváme s omáčkou.

VÝŽIVA: Kalorie 370 | Celkové tuky 23,5g | Čisté sacharidy: 2,5 g | Bílkoviny 33g)

62. Máslové krevety

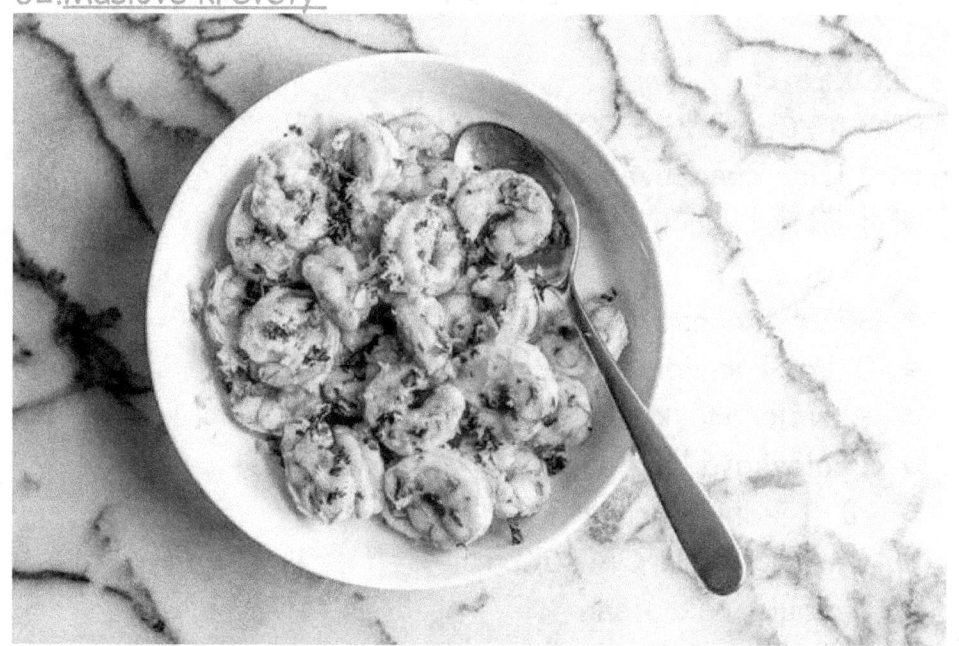

Celkový čas: 25 MIN Servírujte: 3

SLOŽENÍ:
PRO TÝČENÉ KRÉTKY:
- 2 lžíce mandlové mouky
- ¼ lžičky kari
- 1 vejce
- 3 lžíce kokosového oleje
- 0,5 oz Parmigiano-Reggiano
- ½ lžičky prášku do pečiva
- 1 polévková lžíce vody
- 12 středních krevet

NA MÁSLOVOU OMÁČKU:
- ½ cibule, nakrájená
- 2 thajské chilli papričky, nakrájené
- ½ šálku těžké smetany
- Sůl
- 2 lžíce másla, nesolené
- 1 stroužek česneku, nakrájený na kostičky
- 2 lžíce kari listů
- 0,3 oz zralého čedaru
- Černý pepř
- 1/8 lžičky sezamových semínek

INSTRUKCE:
- Krevety oloupeme a odstraníme; osušte krevety papírovou utěrkou.
- Smíchejte všechny suché ingredience na těsto, přidejte vodu a vejce a důkladně promíchejte, aby se spojily.

- Na pánvi rozehřejeme kokosový olej, do těstíčka namáčíme krevety a smažíme dozlatova. Vyjměte z hrnce a dejte stranou vychladnout.
- V jiném hrnci rozpusťte máslo a orestujte cibuli, dokud nezhnědne. Přidejte kari listy, chilli a česnek a vařte 3 minuty, nebo dokud nebude aromatická.
- Snižte teplotu a přidejte smetanu a čedar, vařte, dokud omáčka nezhoustne. Přidejte krevety a promíchejte, abyste obalili.
- Podávejte přelité sezamovými semínky.

VÝŽIVA: Kalorie 570 | Celkové tuky 56,2g | Čisté sacharidy: 18,4 g | Bílkoviny 4,3g | Vláknina 1,4g)

63. Sushi přátelské s nulovým břichem

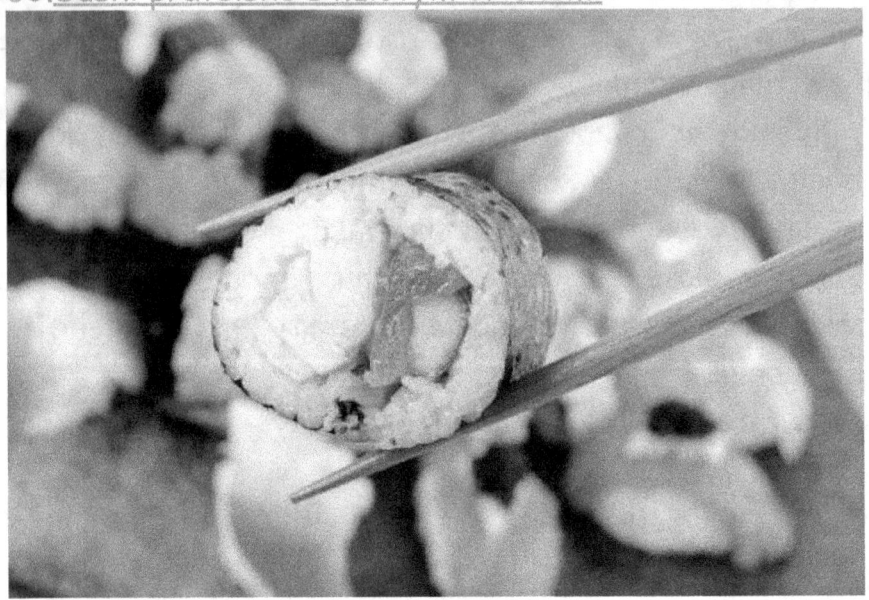

Celkový čas: 25 MIN Servírujte: 3

SLOŽENÍ:
- 16 uncí květáku
- 2 lžíce rýžového octa, nekořeněného
- 5 listů Nori
- ½ avokáda, nakrájené na plátky
- 6 oz smetanový sýr, změkčený
- 1 lžíce sójové omáčky
- Okurka
- 5 oz uzený losos

INSTRUKCE:
- Květák vložte do kuchyňského robotu a pulzujte, dokud nedosáhnete konzistence podobné rýži.
- Odřízněte každý konec okurky a odřízněte každou stranu, vyhoďte střed a nakrájejte strany na proužky. Vložte do lednice, dokud není potřeba.
- Rozpálíme pánev a přidáme květák a sójovou omáčku. Vařte 5 minut nebo do úplného uvaření a mírného vysušení.
- Přeneste květák do mísy spolu s octem a sýrem, spojte a vložte do lednice, dokud nevychladne. Avokádo nakrájejte a dejte stranou.
- Bambusový váleček zakryjte plastovými obaly, položte na ně plát nori, navrch vařený květák, losos, okurka a avokádo. Srolujte a nakrájejte.
- Sloužit.

VÝŽIVA: Kalorie 353 | Celkové tuky 25,7g | Čisté sacharidy: 5,7 g | Bílkoviny 18,32g | Vláknina: 8g)

64. Plněné avokádo s tuňákem

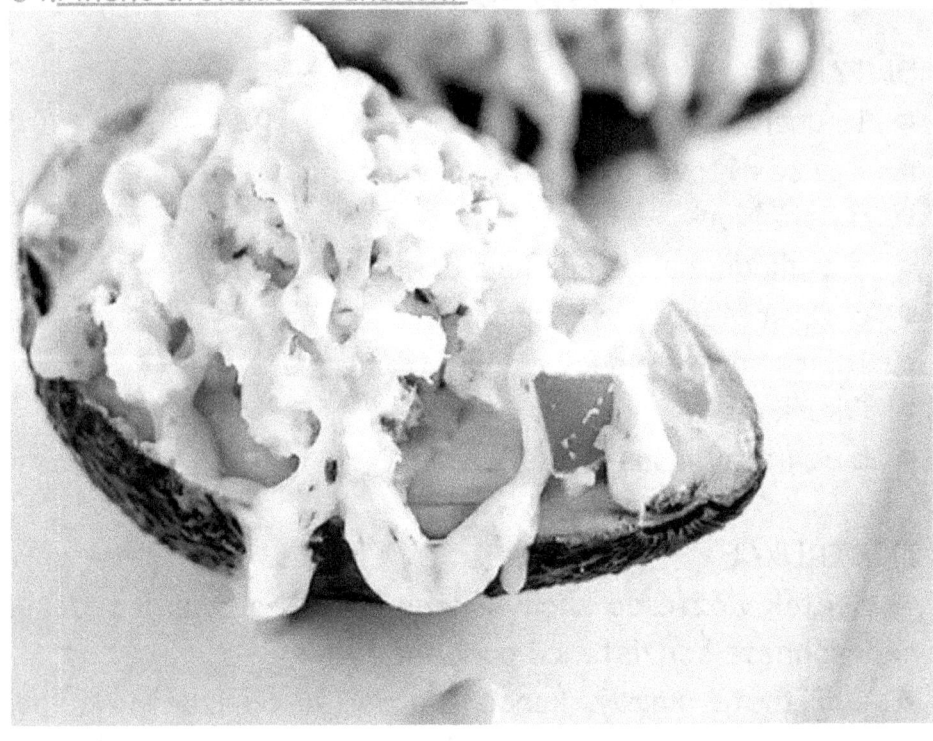

Celkový čas: 20 MIN Servírujte: 4

SLOŽENÍ:
- 2 zralá avokáda, rozpůlená a vypeckovaná
- 1 plechovka (15 oz.) pevného bílého tuňáka balená ve vodě, okapaná
- 2 PL majonézy
- 3 zelené cibule, nakrájené na tenké plátky
- 1 PL kayenské papriky
- 1 červená paprika, nakrájená
- 1 PL balzamikového octa
- 1 špetka česnekové soli a černého pepře podle chuti
-

INSTRUKCE:
- V misce smíchejte tuňáka, majonézu, kajenský pepř, zelenou cibulku, červenou papriku a balzamikový ocet.
- Dochuťte pepřem a solí a pak půlky avokáda zabalte do směsi s tuňákem.
- Připraveno! Podávejte a užívejte si!

VÝŽIVA: Kalorie 233,3| Celkové tuky 17,77g | Čisté sacharidy: 9,69 g | Bílkoviny 7,41g | Vláknina: 6,98 g)

65. Bylinkové pečené filety z lososa

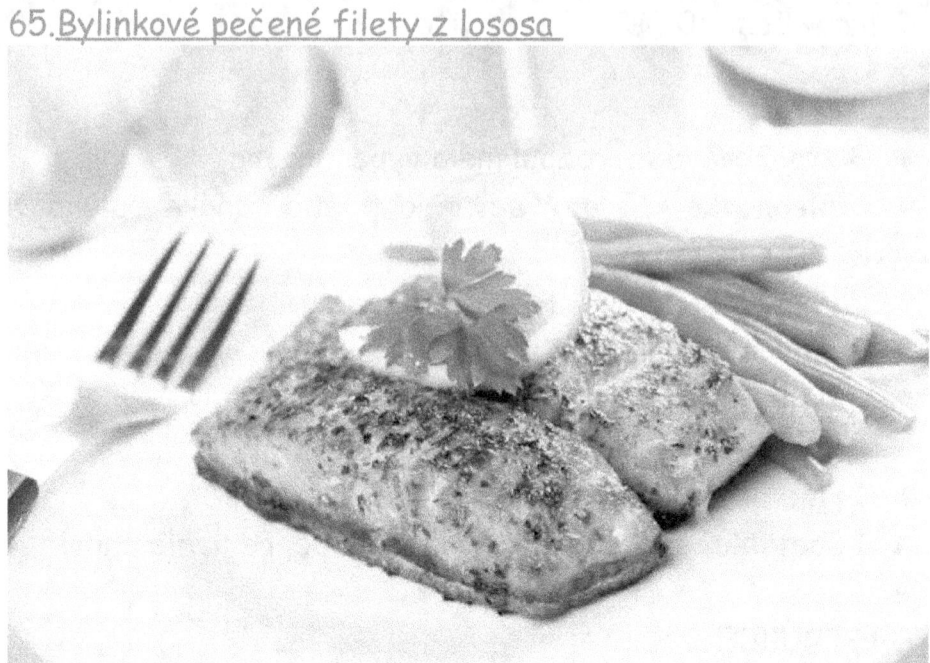

Celkový čas: 35 min Servírujte: 6

SLOŽENÍ:

- 2 libry filety z lososa
- 1/2 šálku nakrájených čerstvých hub
- 1/2 šálku nakrájené zelené cibule
- 4 unce. máslo
- 4 PL kokosového oleje
- 1/2 šálku sojové omáčky tamari
- 1 lžička mletého česneku
- 1/4 lžičky tymiánu
- 1/2 lžičky rozmarýnu
- 1/4 lžičky estragonu
- 1/2 lžičky mletého zázvoru
- 1/2 lžičky bazalky
- 1 lžička listů oregana

INSTRUKCE:

- Předehřejte troubu na 350 stupňů F. Vyložte velký pekáč alobalem.
- Filet z lososa nakrájíme na kousky. Vložte lososa do sáčku Ziploc s omáčkou tamari, sezamovým olejem a kořením. Lososa dáme do lednice a necháme 4 hodiny marinovat.
- Lososa vložíme do pekáče a filety pečeme 10–15 minut.
- Rozpusťte máslo. Přidejte nakrájené čerstvé houby a zelenou cibulku a promíchejte. Lososa vyndejte z trouby a filety z lososa nalijte máslovou směsí, ujistěte se, že je každý filet zakrytý.
- Pečte ještě asi 10 minut. Ihned podávejte.

VÝŽIVA: Kalorie 449 | Celkové tuky 34g | Čisté sacharidy: 2,7 g | Bílkoviny 33g | Vláknina 0,7g)

66. Losos s ořechovou krustou

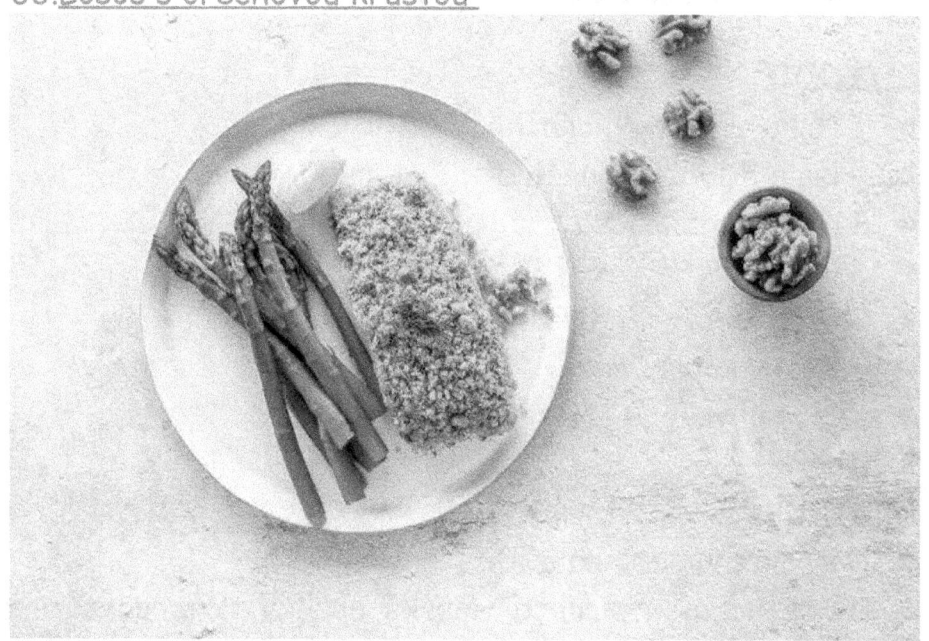

Celkový čas: 20 MIN Servírujte: 2

SLOŽENÍ:
- ½ šálku vlašských ořechů
- ½ lžíce dijonské hořčice
- 6 oz filety z lososa
- Sůl
- 2 lžíce javorového sirupu, bez cukru
- ¼ lžičky kopru
- 1 lžíce olivového oleje

INSTRUKCE:
- Nastavte troubu na 350 F.
- Dejte hořčici, sirup a vlašské ořechy do procesoru a pulzujte, dokud není směs pastovitá.
- V hrnci rozehřejte olej a vložte do pánve kůží dolů a opékejte 3 minuty.
- Posypeme ořechovou směsí a vložíme do vymazané zapékací mísy.
- Pečte 8 minut.
- Sloužit.

VÝŽIVA: Kalorie 373 | Celkové tuky 43g | Čisté sacharidy: 3 g | Bílkoviny 20g Vláknina 1g)

67. Pečený glazovaný losos

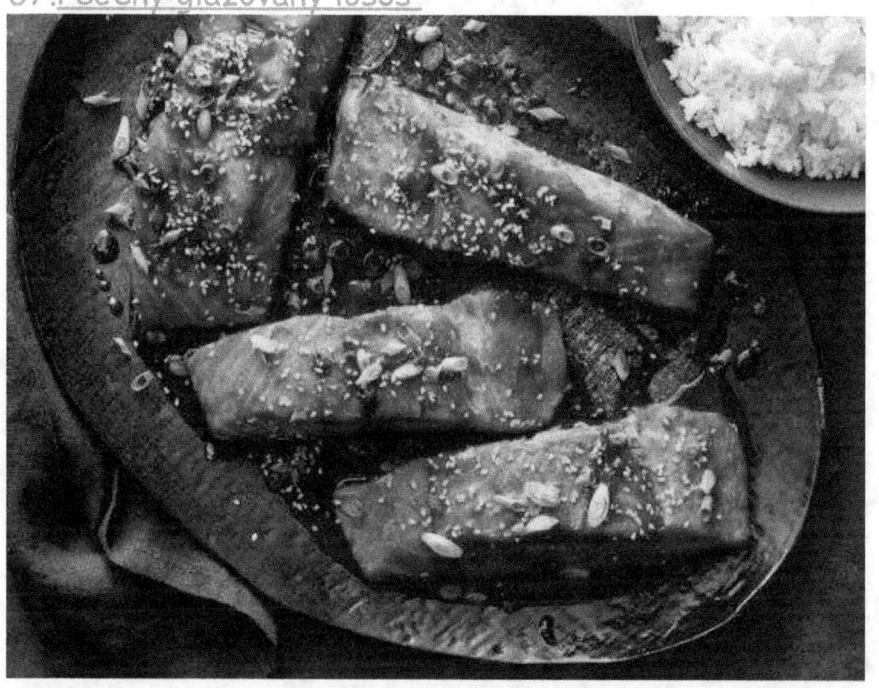

Celkový čas: 30 MIN Servírujte: 2

SLOŽENÍ:
- 2 ks filety z lososa
- Na polevu:
- 1 lžíce sladké hořčice
- 1 lžíce dijonské hořčice
- 1 lžíce citronové šťávy
- ½ lžičky chilli vloček
- 1 lžička šalvěje
- Sůl podle chuti
- 1 lžíce olivového oleje

INSTRUKCE:
- Nastavte troubu na 350 F.
- V míse prošlehejte všechny ingredience na polevu.
- Filety lososa položte na plech vyložený pečicím papírem a potřete filety lososa polevou.
- Vložte do trouby na 20 minut zapéct. Podávejte teplé.

VÝŽIVA: Kalorie 379 | Celkové tuky 24,9g | Čisté sacharidy: 4,3 g | Bílkoviny 35,5g)

68. Lososové burgery

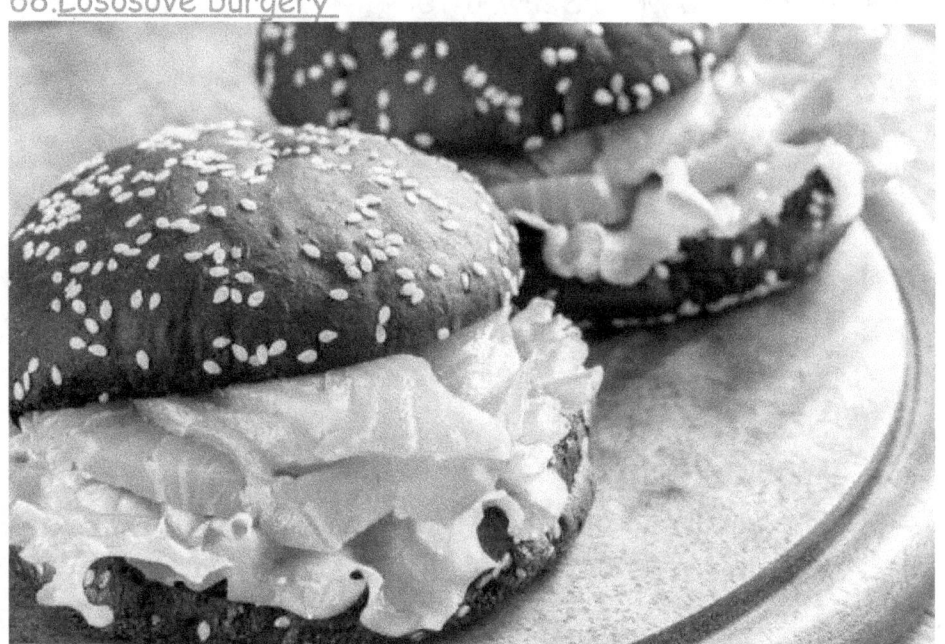

Celkový čas: 20 MIN Servírujte: 4

SLOŽENÍ:

- 1 14,oz může vařit lososové vločky ve vodě
- 2 bio vejce
- 1 hrnek bezlepkové strouhanky
- 1 malá cibule, nakrájená
- 1 lžíce čerstvé petrželky, nasekané
- 3 lžíce majonézy
- 2 lžičky citronové šťávy
- Sůl podle chuti
- 1 lžíce olivového oleje
- 1 lžíce ghí

INSTRUKCE:

- Vejce rozklepněte do mísy a pomocí ručního mixéru je vyšlehejte, dokud nebudou nadýchaná.
- Do mísy s vejcem přidejte strouhanku a dobře promíchejte.
- Přidejte cibuli, petržel a majonézu a znovu promíchejte.
- Přidejte lososové vločky a zakápněte citronovou šťávou a olivovým olejem. Dochuťte solí a znovu promíchejte.
- Směs rozdělte na 4 díly a poté rukama vytvořte placičky.
- V litinové pánvi na středně vysokém ohni rozehřejte ghí a opékejte placičky do zlatova.
- Podáváme se salátem na boku.

VÝŽIVA: Kalorie 281 | Celkové tuky 25,2g | Čisté sacharidy: 9,1 g | Bílkoviny 6,2g | Vláknina 0,8g)

POLÉVKY A DUŠE

69.Hovězí vývar s rozmarýnem na česneku

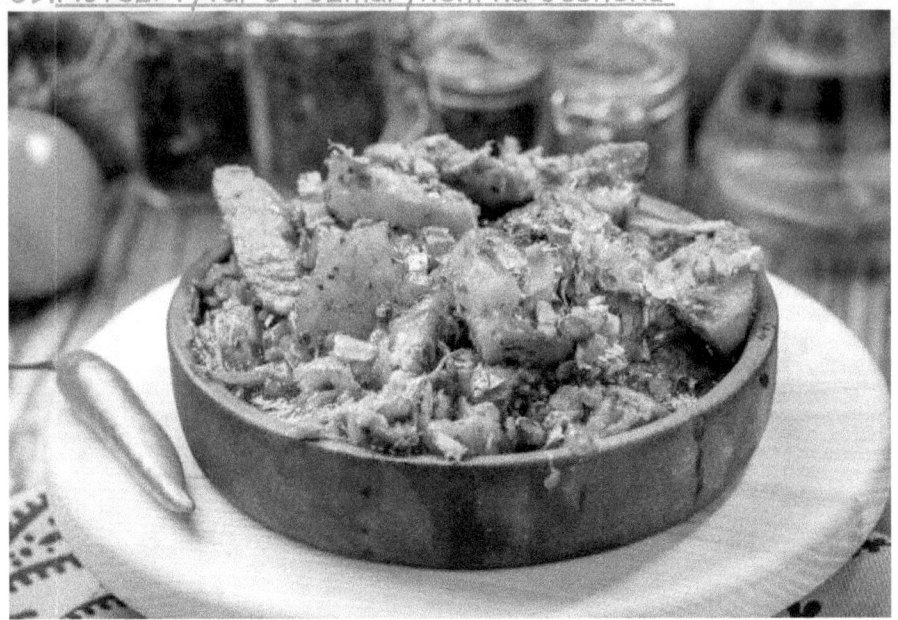

Celkový čas: 4 HOD 20 MIN Porce: 8)

SLOŽENÍ:
- 4 střední mrkve, nakrájené na plátky
- 4 tyčinky celeru, nakrájené na plátky
- 1 střední cibule, nakrájená na kostičky
- 2 lžíce olivového oleje
- 4 stroužky česneku, nasekané
- 1,5 lb hovězího dušeného masa (holeň nebo sklíčidlo)
- Sůl a pepř
- ¼ šálku mandlové mouky
- 2 šálky hovězího vývaru
- 2 lžíce dijonské hořčice
- 1 lžíce worcesterské omáčky
- 1 lžíce sójové omáčky
- 1 lžíce xylitolu
- ½ lžičky sušeného rozmarýnu
- ½ lžičky tymiánu

INSTRUKCE:
- Přidejte cibuli, mrkev a celer do pomalého hrnce.
- Do velké mísy přidejte dušené maso a dochuťte pepřem a solí.
- Přidejte mandlovou mouku a promíchejte maso, dokud nebude dobře obalené.
- Na rozpáleném oleji opékejte česnek asi minutu.
- Do pánve přidejte ochucené maso a všechnu mouku ze dna mísy.
- Maso vařte bez míchání několik minut, aby se z jedné strany opeklo.

- Otočte a opakujte, dokud všechny strany hovězího masa nezhnědnou.
- Do pomalého hrnce přidejte opečené hovězí maso a míchejte, aby se spojilo se zeleninou.
- Do pánve přidejte hovězí vývar, dijonskou hořčici, worcesterskou omáčku, sójovou omáčku, xylitol, tymián a rozmarýn.
- Promíchejte, aby se všechny ingredience spojily, a rozpusťte opečené kousky ze dna pánve.
- Jakmile se vše rozpustí, nalijte omáčku na přísady v pomalém hrnci.
- Pomalý hrnec přikryjte pokličkou a vařte na vysoké čtyři hodiny.
- Po uvaření sejmeme poklici a dobře dusíme a pomocí vidličky nakrájíme hovězí maso na kousky.

VÝŽIVA: Kalorie 275 | Celkové tuky 10g | Čisté sacharidy: 24 g | Bílkoviny 22g)

70. Bouillabaisse rybí guláš

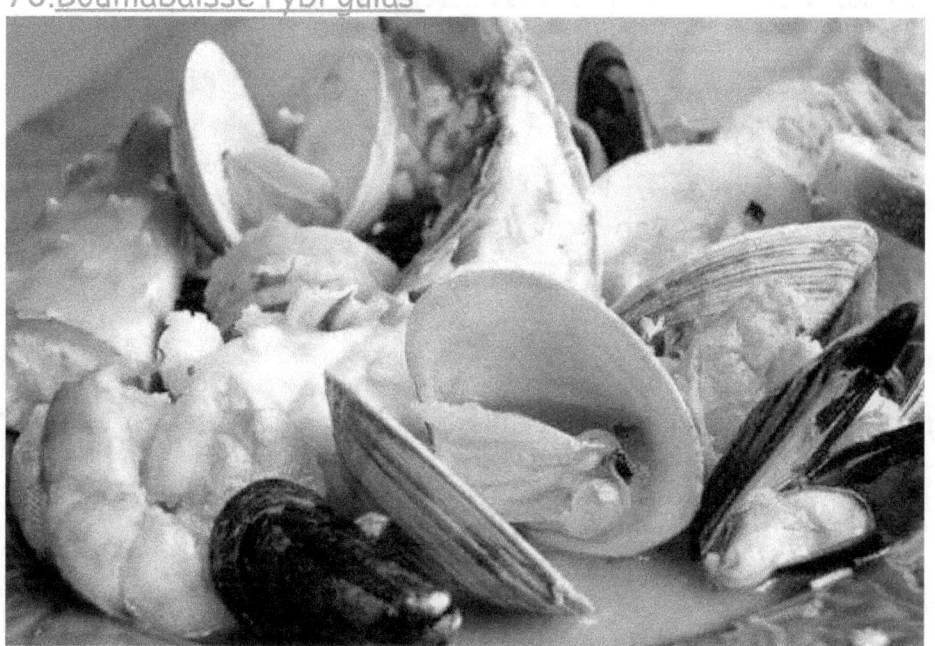

Celkový čas: 6 HOD 55 MIN Servírujte: 6

SLOŽENÍ:
- 1 šálek suchého bílého vína
- šťáva a kůra z 1 pomeranče
- 2 lžíce olivového oleje
- 1 velká cibule, nakrájená na kostičky
- 2 stroužky česneku, mleté
- 1 lžička sušené bazalky
- 1/2 lžičky sušeného tymiánu
- 1/2 lžičky soli
- 1/4 lžičky mletého černého pepře
- 4 šálky rybího vývaru; lze použít i kuřecí vývar
- 1 konzerva nakrájených rajčat, okapaná
- 1 bobkový list
- 0,9 lb vykostěné bílé rybí filé bez kůže (např. treska)
- 0,9 lb krevety oloupané a vyloupané
- 0,9 lb mušle ve skořápce
- Šťáva z 1/2 citronu
- 1/4 šálku čerstvé italské (ploché) petrželky

INSTRUKCE:
- Ve velké pánvi rozehřejte olej.
- Přidejte cibuli a orestujte všechnu zeleninu téměř do měkka.
- Přidejte česnek, bazalku, tymián, sůl a pepř.
- Zalijeme vínem a přivedeme k varu. Přidejte rybí vývar, pomerančovou kůru, rajčata a bobkový list a promíchejte.
- Vše nalijte do pomalého hrnce, přikryjte vařič a vařte na nízké teplotě po dobu 4 až 6 hodin.

- Asi 30 minut před podáváním zapněte hrnec na vysoký výkon. Ryby a krevety pokapeme citronovou šťávou.
- Vmíchejte do vývaru v hrnci, přikryjte a vařte, dokud se ryba asi 20 minut neprovaří.
- Nakonec přidejte mušle a nechte 20 minut dusit pod pokličkou.

VÝŽIVA: Kalorie 310 | Celkové tuky 30g | Čisté sacharidy: 4g | bílkoviny 3g)

71. Dušené hovězí maso a brokolice

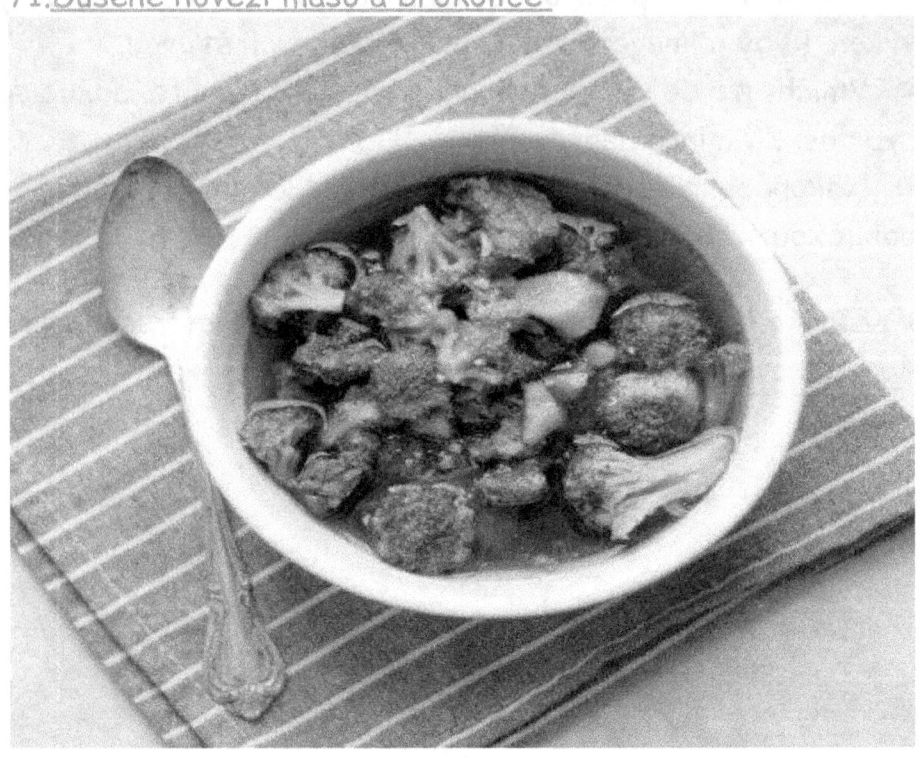

Celkový čas: 2 HOD 20 MIN Porce: 8)

SLOŽENÍ:
- 1 šálek hovězího vývaru
- 1/4 šálku sójové omáčky
- 1/4 šálku ústřicové omáčky
- 1/4 šálku xylitolu
- 1 lžíce sezamového oleje
- 3 stroužky česneku, nasekané
- 2,2 libry vykostěné hovězí sklíčko pečeně a nakrájené na tenké plátky
- 2 lžíce mandlové mouky nebo slupky psyllia
- 2 hlavičky brokolice, nakrájené na růžičky

INSTRUKCE:
- Ve střední misce smíchejte hovězí vývar, sójovou omáčku, ústřicovou omáčku, cukr, sezamový olej a česnek.
- Vložte hovězí maso do pomalého hrnce. Přidejte omáčkovou směs a jemně promíchejte, aby se spojila. Přikryjte a vařte na mírném ohni 90 minut.
- V malé misce smíchejte dohromady 1/4 šálku vody a mandlovou mouku.
- Do pomalého hrnce vmíchejte směs mandlové mouky a brokolici.
- Přikryjte a vařte na vysoké teplotě dalších 30 minut.

VÝŽIVA: Kalorie 370 | Celkové tuky 18g | Čisté sacharidy: 4g | Bílkoviny 47 g)

72. Dušené mušle

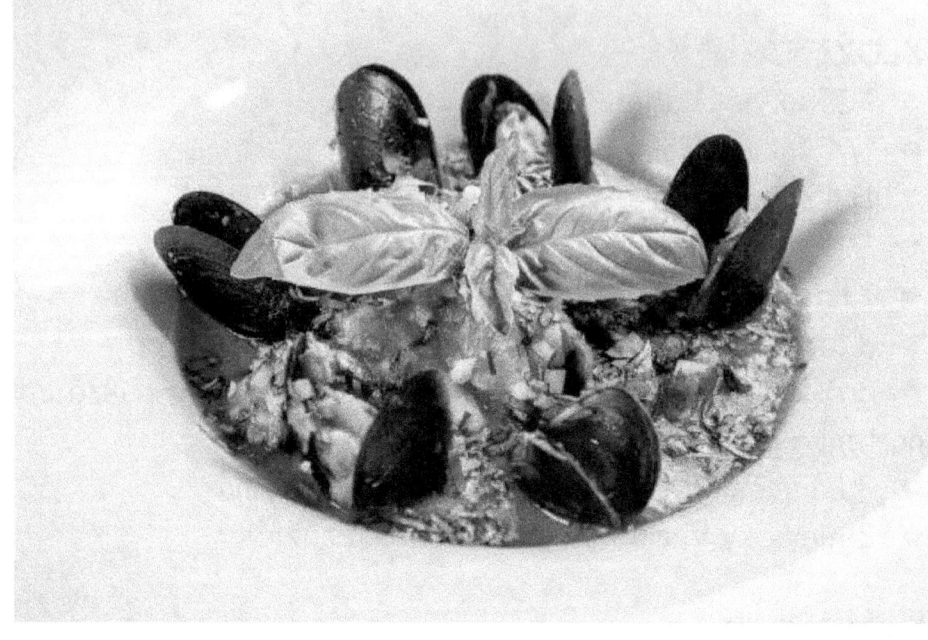

Celkový čas: 5 HOD 45 MIN Porce: 8)

SLOŽENÍ:
- 2,2 libry čerstvých nebo zmrazených, očištěných mušlí
- 3 lžíce olivového oleje
- 4 stroužky česneku, nasekané
- 1 velká cibule, nakrájená nadrobno
- 1 žampiony, nakrájené na kostičky
- 2 plechovky nakrájených rajčat
- 2 lžíce oregana
- ½ lžíce bazalky
- ½ lžičky černého pepře
- 1 lžička papriky
- Pomlčka červené chilli vločky
- 3/4 šálku vody

INSTRUKCE:
- Osmažte cibuli, česnek, šalotku a houby, celý obsah pánve vyškrábněte do hrnce.
- Přidejte všechny zbývající ingredience do pomalého hrnce kromě mušlí. Vařte na nízkou teplotu 4-5 hodin nebo na vysokou teplotu 2-3 hodiny. Vaříte, dokud vaše houby nezměknou vidličkou a dokud se chutě nespojí.
- Jakmile jsou vaše houby uvařené a vaše omáčka je hotová, otočte hrnec na maximum. Do hrnce přidejte očištěné mušle a pevně zajistěte poklicí. Vařte dalších 30 minut.
- Nalijte mušle do misek s velkým množstvím vývaru. Pokud se některé mušle během vaření neotevřely, vhoďte je také

VÝŽIVA: Kalorie 228 | Celkové tuky 9g | Čisté sacharidy: 32 g | bílkoviny 4g)

73. Smetanové kuře a dýně dušené

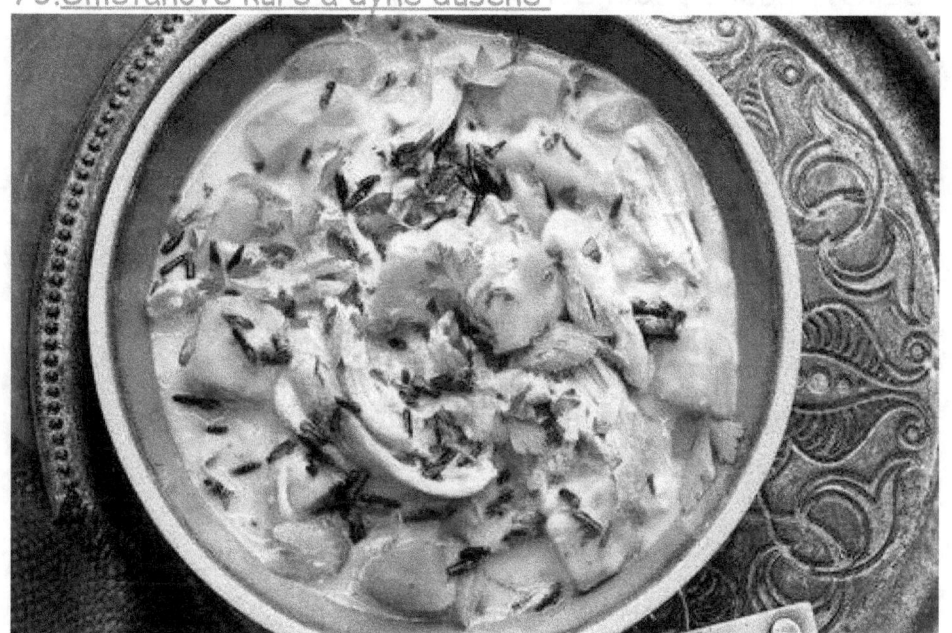

Celkový čas: 5 hodin Servírujte: 6

SLOŽENÍ:
- 1,3 lb kuřecích vykostěných kuřecích prsou
- 1 1/4 šálku kuřecího vývaru
- 1 plechovka odpařeného mléka (plná smetana)
- 1/3 šálku zakysané smetany nebo crème fraiche
- 1 lžíce mletého česneku
- ½ šálku strouhaného zralého sýru čedar
- Čerstvá nebo mražená jemně nakrájená dýně
- Sůl a pepř na dochucení

INSTRUKCE:
- V hrnci smíchejte všechny ingredience.
- Přikryjte a zapněte hrnec na minimum. Vařte 4,5 hodiny na nízkou teplotu nebo dokud nejsou kuře i dýně uvařené a měkké.
- Před podáváním promíchejte omáčku v hrnci.

VÝŽIVA: Kalorie 321 | Celkové tuky 12g | Čisté sacharidy: 17 g | Bílkoviny 35g)

74. Sladký bramborový guláš

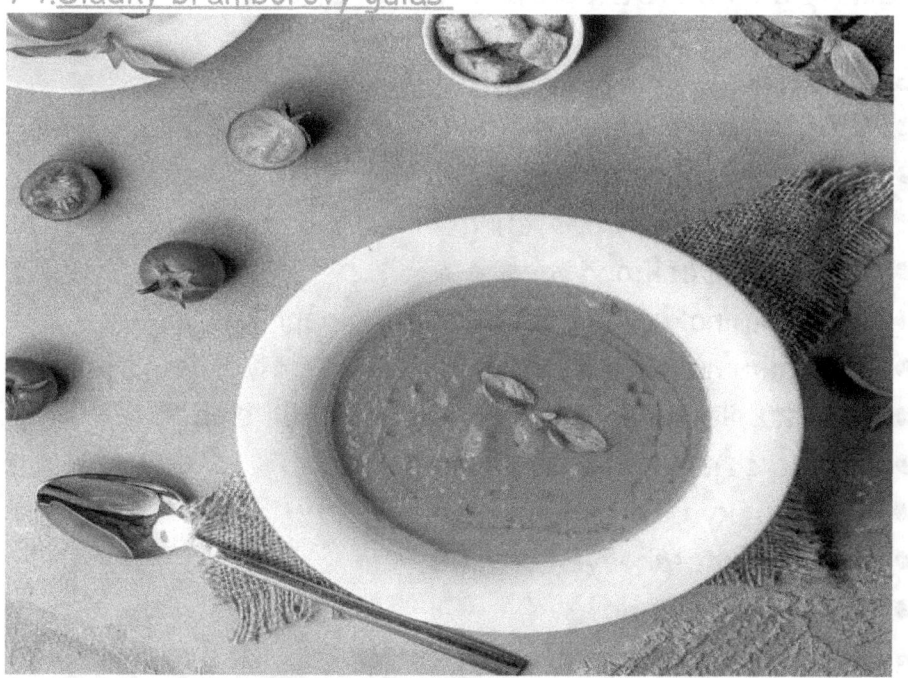

Celkový čas: 6 HOD 20 MIN| Servírujte: 6

SLOŽENÍ:
- 2 šálky nakrájených sladkých brambor
- 4 vykostěná kuřecí prsa
- 4 vykostěná kuřecí stehna
- 2 šálky kuřecího vývaru
- 1 ½ šálku nakrájené zelené sladké papriky
- 1 ¼ šálku nakrájených čerstvých rajčat
- ¾ šálku plechovky rajčat, cibule a chilli směsi
- 1 lžíce cajunského nebo kari koření
- 2 stroužky česneku, mleté
- ¼ šálku smetanových ořechů
- Čerstvý koriandr
- Nasekané pražené ořechy

INSTRUKCE:
- V pomalém hrnci smíchejte sladké brambory, kuřecí maso, vývar, papriku, nakrájená rajčata, rajčata a zelené chilli, cajunské koření a česnek.
- Přikryjte a vařte při nízké teplotě 10 až 12 hodin nebo při vysoké teplotě 5 až 6 hodin.
- Vyjměte 1 šálek horké tekutiny z hrnce. V míse ušlehejte tekutinu s ořechovým máslem. Přidejte směs do hrnce.
- Podávejte přelité koriandrem a případně arašídy.

VÝŽIVA: Kalorie 399 | Celkové·tuky 21g | Čisté sacharidy: 13,5 g | Bílkoviny 37g)

75. Hovězí guláš

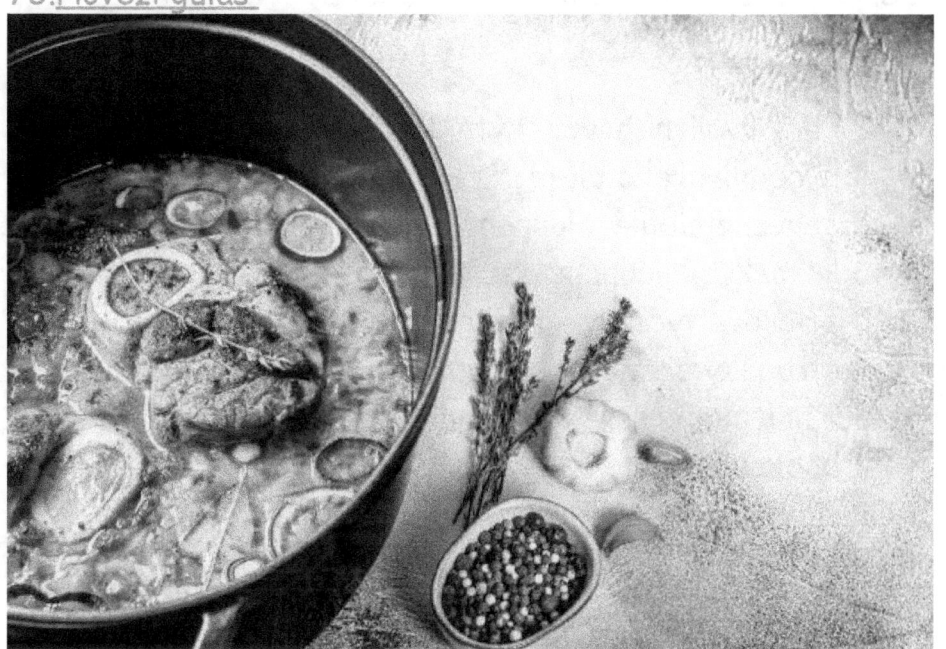

Celkový čas: 3 HOD 25 MIN| Porce: 8)

SLOŽENÍ:
- 2 libry kvalitní hovězí kýta, kostky
- 4 lžíce olivového oleje
- 2 červené cibule, oloupané a nahrubo nakrájené
- 3 ks mrkve, oloupané a nahrubo nakrájené
- 3 celerové tyčinky, ořezané a nahrubo nasekané
- 4 stroužky česneku, neloupané
- pár snítek čerstvého rozmarýnu
- 2 bobkové listy
- 2 šálky hub
- 2 šálky dětské dřeně
- Sůl a pepř na dochucení
- 1 lžíce slupky psyllia
- 2 plechovky rajčat
- ⅔ Láhev červeného vína

INSTRUKCE:
- Předehřejte troubu na 360 F.
- V hrnci se silným dnem, odolným v troubě, rozehřejte olivový olej a cibuli, mrkev, celer, česnek, bylinky a žampiony opékejte 5 minut, dokud mírně nezměknou.
- Mezitím obalte hovězí maso ve slupce psyllia.
- Poté přidejte maso do hrnce a míchejte, dokud se všechny ingredience nesmíchají.
- Přidejte rajčata, víno a špetku soli a pepře a zvolna přiveďte k varu.
- Jakmile se vaří, vypněte oheň a přikryjte kastrol dvojitou tloušťkou staniolu a poklicí.

- Vložte kastrol do trouby, aby se vařila a rozvíjela chuť po dobu 3 hodin, nebo dokud se hovězí maso nedá oddělit lžící.
- Ochutnejte a případně dosolte.
- Podávejte a užívejte si.

VÝŽIVA: Kalorie 315 | Celkové tuky 7g | Čisté sacharidy: 7 g | bílkoviny 20g)

76. Tuňákový guláš

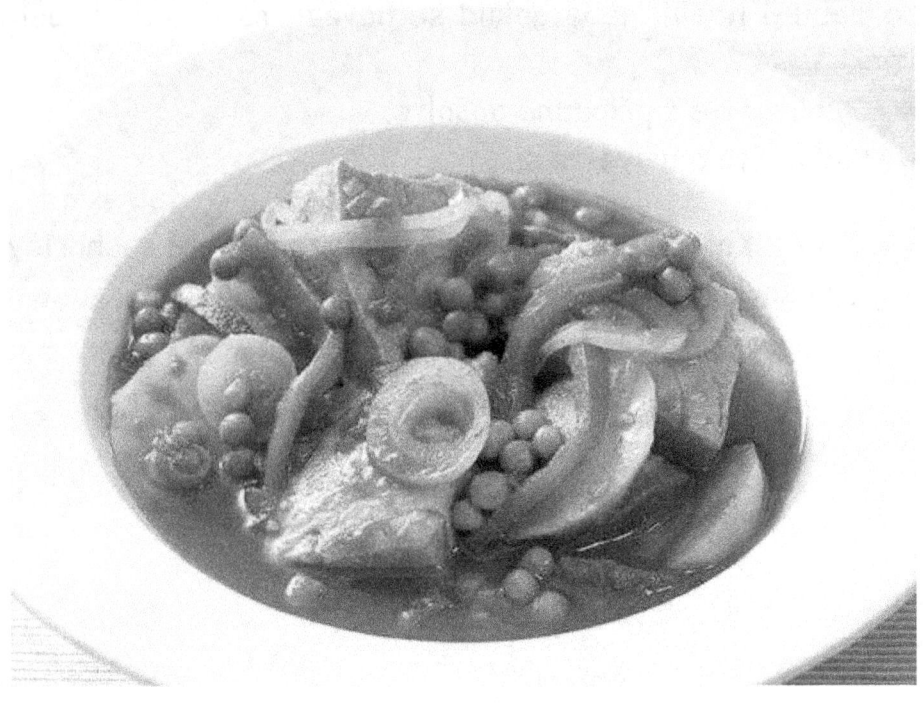

Celkový čas: 25 MIN Servírujte: 2

SLOŽENÍ:
- 1 plechovka tuňáka ve vodě, okapaná
- 1 lžíce másla
- ¼ malé cibule, nakrájené nadrobno
- 1 stroužek česneku, nasekaný
- 1 lžička čerstvého zázvoru, nastrouhaného
- ½ plechovky rajčat, nakrájených nadrobno
- 1 šálek špenátu, jemně nasekaný
- 1 malá mrkev, nastrouhaná
- 1 lžička kari 1 lžička kurkumy
- ½ lžičky kajenského pepře (volitelné)
- Sůl a pepř podle chuti

INSTRUKCE:
- Na másle orestujte cibuli, česnek a zázvor.
- Jakmile cibule změkne, přidejte rajčata.
- Kousky a dostatek vody na dušení špenátu, mrkve a tuňáka. Vařte na mírném ohni asi 15 minut.
- Špenát nepřevařujte.
- Uvařte 2 šálky květáku, rozmačkejte a přidejte 1 PL másla. Podávejte dušené maso na květáku.

VÝŽIVA: Kalorie 253 | Celkové tuky 5g | Čisté sacharidy: 7 g | Bílkoviny 25 g | Vláknina: 2 g)

77.Polévka z květáku a sýra

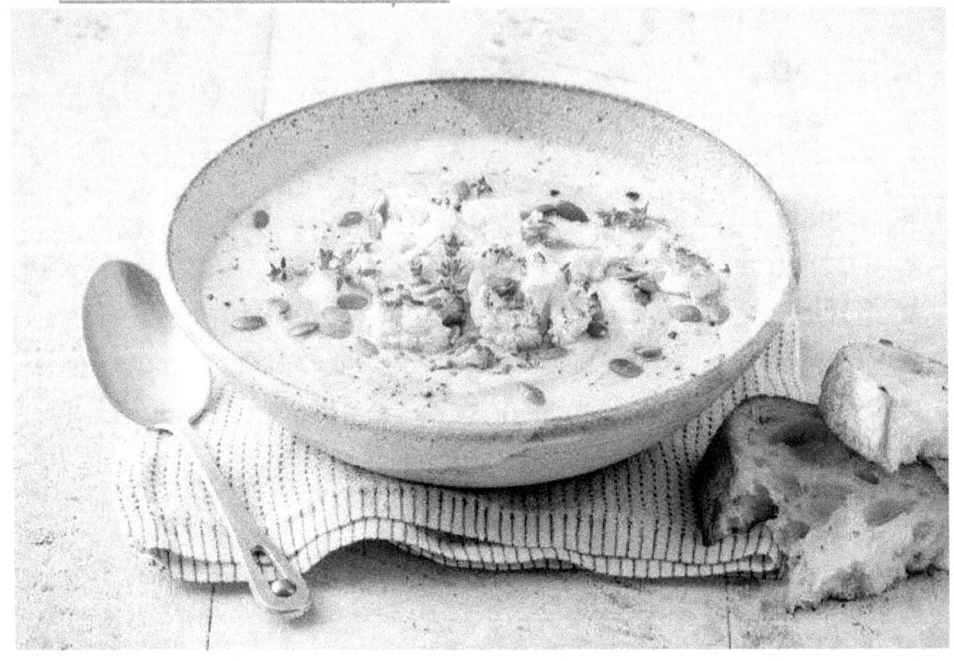

Celkový čas: 30 MIN Servírujte: 4

SLOŽENÍ:
- 4 šálky nakrájených růžic květáku
- 4 nudličky slaniny
- 1 lžíce bio másla
- 2 stroužky česneku, nasekané
- 1 cibule, nakrájená nadrobno
- ¼ šálku mandlové mouky
- 4 šálky kuřecího vývaru s nízkým obsahem sodíku
- ½ šálku mléka
- ¼ šálku světlé smetany
- 1 šálek čedaru, nastrouhaného
- Sůl a pepř na dochucení

INSTRUKCE:
- Ve velkém hrnci opečte slaninu. Po uvaření vyjměte z hrnce a dejte stranou.
- Ve stejném hrnci nastavte plamen na střední stupeň a vhoďte cibuli. Vařte 3 minuty a poté přidejte růžičky česneku a květáku a vařte dalších 5 minut.
- Do hrnce přidejte mouku a za stálého míchání minutu šlehejte.
- Zalijte kuřecím vývarem, mlékem a světlou smetanou a míchejte 3 minuty.
- Nechte 15 minut vařit a poté vypněte teplo.
- Do hrnce přidejte sýr čedar, dochuťte solí a pepřem a znovu promíchejte.
- Podávejte s nakrájenou slaninou nahoře.

VÝŽIVA: Kalorie 268 | Celkové tuky 15,9g | Čisté sacharidy: 11,9 g | Bílkoviny 19,5g | Vláknina: 3,1 g)

78. Polévka z kuřecí slaniny

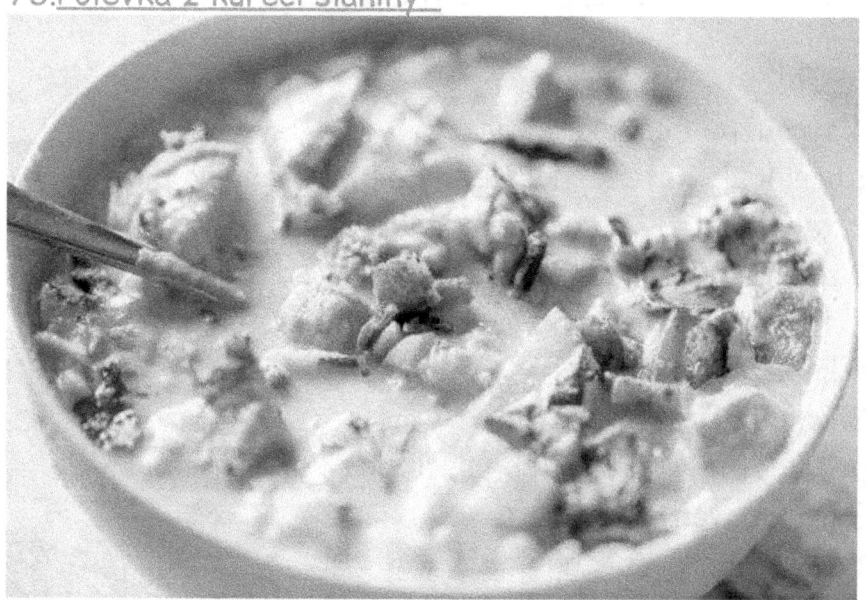

Celkový čas: 8 HODIN 10 MIN| Servírujte: 5

SLOŽENÍ:
- 4 stroužky česneku - mleté
- 1 pórek - očištěný, nakrájený a nakrájený na plátky
- 2 žebra celer - nakrájená na kostičky
- 1 žampiony punnet - nakrájené na plátky
- 2 středně sladké cibule - nakrájené na tenké plátky
- 4 lžíce másla
- 2 šálky kuřecího vývaru
- 6 vykostěných kuřecích prsou bez kůže, motýlí
- 8 uncí. tavený sýr
- 1 šálek husté smetany
- 1 balíček prorostlé slaniny - uvařená křupavá a rozdrobená
- 1 lžička soli
- 1 lžička pepře
- 1 lžička česnekového prášku
- 1 lžička tymiánu

INSTRUKCE:
- Na pomalém hrnci zvolte nízké nastavení.
- Do pomalého hrnce dejte 1 šálek kuřecího vývaru, cibuli, česnek, houby, pórek, celer, 2 lžíce másla a sůl a pepř.
- Přiklopte poklicí a ingredience vařte na nízké teplotě po dobu 1 hodiny.
- Kuřecí prsa opečte na pánvi se 2 lžícemi másla.
- Přidejte zbývající 1 šálek kuřecího vývaru.
- Oškrábejte dno pánve, abyste odstranili veškeré kuře, které se mohlo přilepit na dno.

- Sundejte z pánve a dejte stranou, na kuře nalijte tuk z pánve.
- Do pomalého hrnce přidejte tymián, smetanu, česnekový prášek a smetanový sýr.
- Obsah pomalého hrnce míchejte, dokud se smetanový sýr nerozpustí v misce.
- Kuřecí maso nakrájíme na kostičky. Přidejte slaninu a kuřecí kostky do pomalého hrnce. Ingredience promíchejte a vařte na nízké teplotě po dobu 6-8 hodin.

VÝŽIVA: Kalorie 355 | Celkové tuky 21g | Čisté sacharidy: 6,4g | bílkoviny 28g)

DEZERTY

79. Ranní zephyr dort

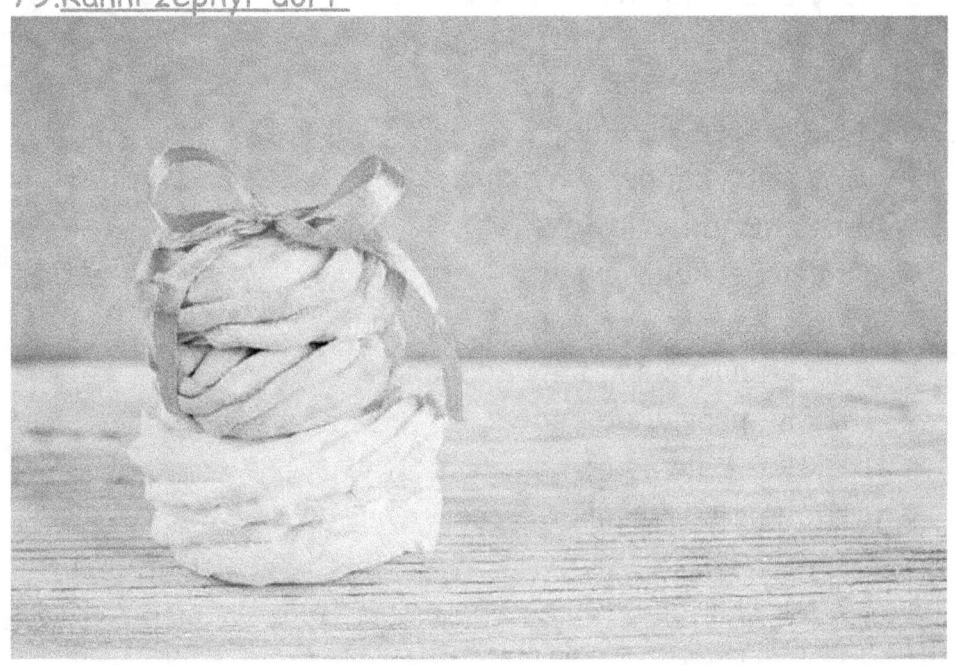

Celkový čas: 40 min Porce: 8)

SLOŽENÍ:
- 3 PL kokosového oleje
- 2 PL mletých lněných semínek
- 8 lžic mandlí, mletých
- 1 šálek řeckého jogurtu
- 1 PL kakaového prášku na posypání
- 1 hrnek husté smetany ke šlehání
- 1 lžička prášku do pečiva
- 1 lžička jedlé sody
- 1 lžička čisté vanilkové esence
- 1 špetka růžové soli
- 1 šálek sladidla stévie nebo erythritolu

INSTRUKCE:
- Předehřejte troubu na 350 F stupňů.
- Do mixéru nejprve přidejte mleté mandle, mletá lněná semínka a prášek do pečiva a sodu. Míchejte minutu.
- Přidejte sůl, kokosový olej a ještě promíchejte. Přidejte sladidlo a míchejte 2-3 minuty.
- Přidejte řecký jogurt a míchejte asi minutu, dokud nedosáhnete jemné konzistence.
- Těsto vyndejte do mísy, přidejte vanilkovou esenci a lehkou rukou promíchejte.
- Zapékací mísu vymažte tukem a vložte do ní těsto.
- Pečte 30 minut. Necháme vychladnout na mřížce. Sloužit.

VÝŽIVA: Kalorie 199,84 | Celkové tuky 20,69g | Čisté sacharidy: 3,22 g | Bílkoviny 2,56g | Vláknina 1,17g)

80. Kuličky z arašídového másla

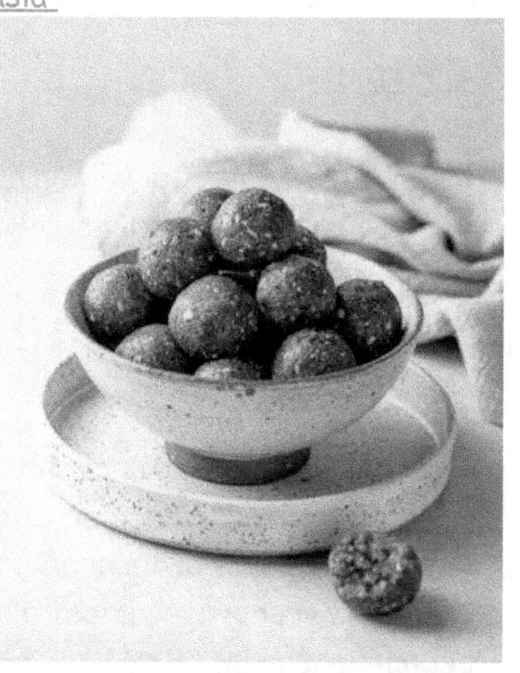

Celkový čas: 22 MIN| slouží: 16)

SLOŽENÍ:
- 2 vejce
- 2 1/2 šálků arašídového másla
- 1/2 hrnku strouhaného kokosu (neslazeného)
- 1/2 šálku xylitolu
- 1 PL čistého vanilkového extraktu

INSTRUKCE:
- Předehřejte troubu na 320 F.
- Všechny ingredience smíchejte dohromady rukama.
- Po důkladném promíchání ingrediencí udělejte kuličky o velikosti vrchovaté lžíce a vtlačte na plech vyložený pečicím papírem.
- Pečeme v předehřáté troubě 12 minut.
- Hotové nechte vychladnout na mřížce.
- Podávejte a užívejte si.

VÝŽIVA: Kalorie 254,83 | Celkový obsah tuků 21,75 g | Čisté sacharidy: 8,31 g | Bílkoviny 10,98g | Vláknina 2,64 g)

81.Pekanové lněné semínko Blondies

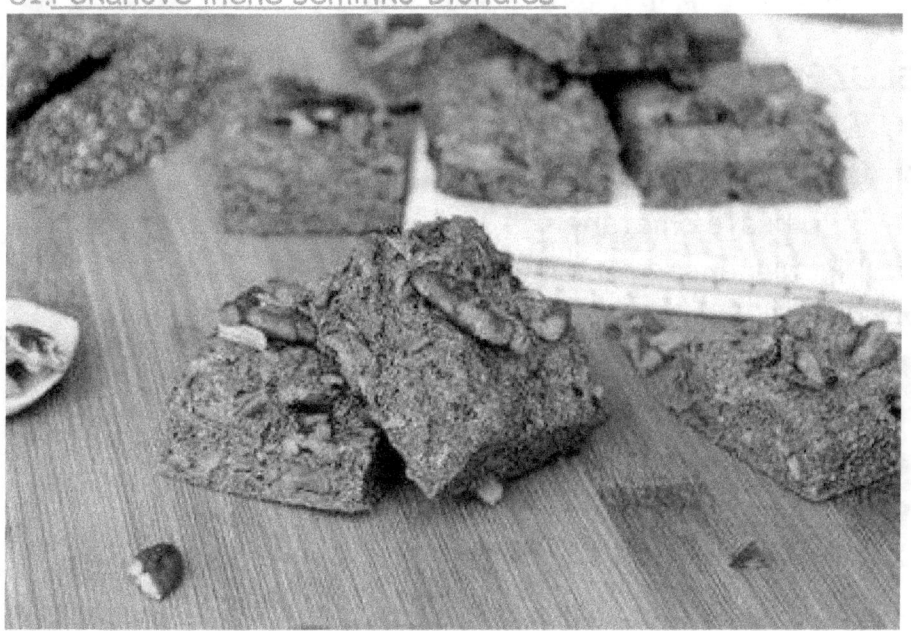

Celkový čas: 40 min slouží: 16)

SLOŽENÍ:
- 3 vejce
- 2 1/4 šálku pekanových ořechů, pražených
- 3 PL husté smetany
- 1 PL slaného karamelového sirupu
- 1/2 šálku lněných semínek, mletých
- 1/4 šálku másla, rozpuštěného
- 1/4 šálku erythritolu, práškového
- 10 kapek tekuté stévie
- 1 lžička prášku do pečiva
- 1 špetka soli

INSTRUKCE:
- Předehřejte troubu na 350 F.
- V pekáčku pečeme pekanové ořechy 10 minut.
- Rozdrťte 1/2 šálku lněných semínek v mlýnku na koření. Vložte prášek z lněných semínek do misky. Erythritol rozemlejte v mlýnku na koření na prášek. Vložte do stejné misky jako moučku z lněných semínek.
- 2/3 opečených pekanových ořechů vložte do kuchyňského robotu a zpracujte, dokud nevznikne hladké ořechové máslo.
- Do směsi lněných semínek přidejte vejce, tekutou stévii, slaný karamelový sirup a špetku soli. Dobře promíchejte. Do těsta přidejte pekanové máslo a znovu promíchejte.
- Zbylé opečené pekanové ořechy rozdrťte na kousky.
- Do těsta přidejte drcené pekanové ořechy a 1/4 šálku rozpuštěného másla.

- Těsto dobře promícháme a poté přidáme smetanu a prášek do pečiva. Vše spolu dobře promícháme.
- Těsto dejte na plech a pečte 20 minut.
- Necháme asi 10 minut vychladnout.
- Nakrájíme na čtverečky a podáváme.

VÝŽIVA: Kalorie 180,45 | Celkové tuky 18,23g | Čisté sacharidy: 3,54 g | Bílkoviny 3,07g | Vláknina 1,78 g)

82.Mátová čokoládová zmrzlina

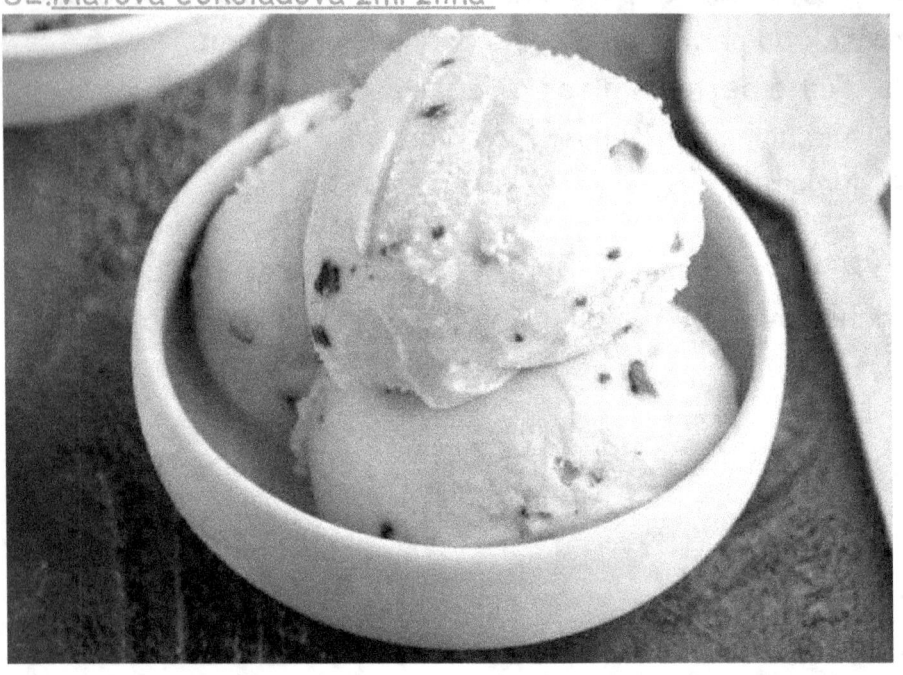

Celkový čas: 35 min Servírujte: 3

SLOŽENÍ:

- 1/2 lžičky extraktu z máty peprné
- 1 šálek husté smetany
- 1 hrnek tvarohového krému
- 1 lžička čistého vanilkového extraktu
- 1 lžička tekutého extraktu ze stévie
- 100% hořká čokoláda na polevu

INSTRUKCE:

- Umístěte misku na zmrzlinu do mrazáku.
- Do kovové mísy přidejte všechny ingredience kromě čokolády a dobře prošlehejte.
- Dejte zpět do mrazáku na 5 minut.
- Nastavte výrobník zmrzliny a přidejte tekutinu.
- Před podáváním zmrzlinu posypte hoblinkami čokolády. Sloužit.

VÝŽIVA: Kalorie 286,66 | Celkové tuky 29,96g | Čisté sacharidy: 2,7 g | Bílkoviny 2,6g)

83. Nafouknuté kokosové vafle

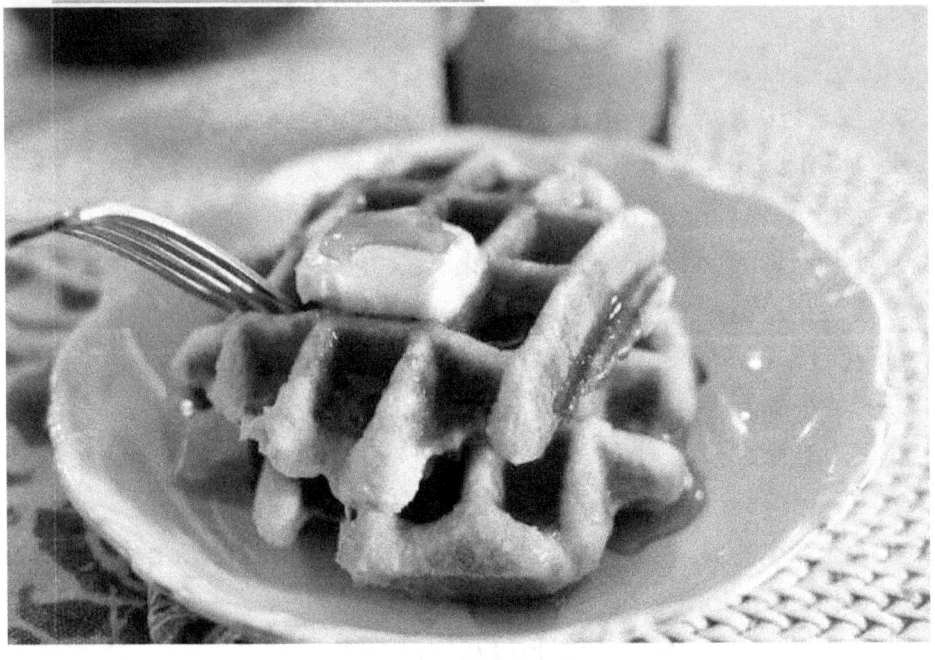

Celkový čas: 20 MIN Porce: 8)

SLOŽENÍ:
- 1 hrnek kokosové mouky
- 1/2 hrnku těžké smetany ke šlehání
- 5 vajec
- 1/4 lžičky růžové soli
- 1/4 lžičky jedlé sody
- 1/4 šálku kokosového mléka
- 2 lžičky Yacon sirupu
- 2 PL kokosového oleje (rozpuštěného)

INSTRUKCE:
- Do velké mísy přidejte vejce a šlehejte elektrickým ručním mixérem po dobu 30 sekund.
- Za stálého míchání přidejte do vajec hustou smetanu ke šlehání a kokosový olej. Přidejte kokosové mléko, kokosovou mouku, růžovou sůl a jedlou sodu. Mixujte ručním mixérem po dobu 45 sekund při nízké rychlosti. Dát stranou.
- Dobře zahřejte svůj vaflovač a připravte vafle podle vašich výrobních specifikací.
- Podávejte horké.

VÝŽIVA: Kalorie 169,21 | Celkové tuky 12,6g | Čisté sacharidy: 9,97 g | Bílkoviny 4,39g | Vláknina 0,45g)

84. Malinový čokoládový krém

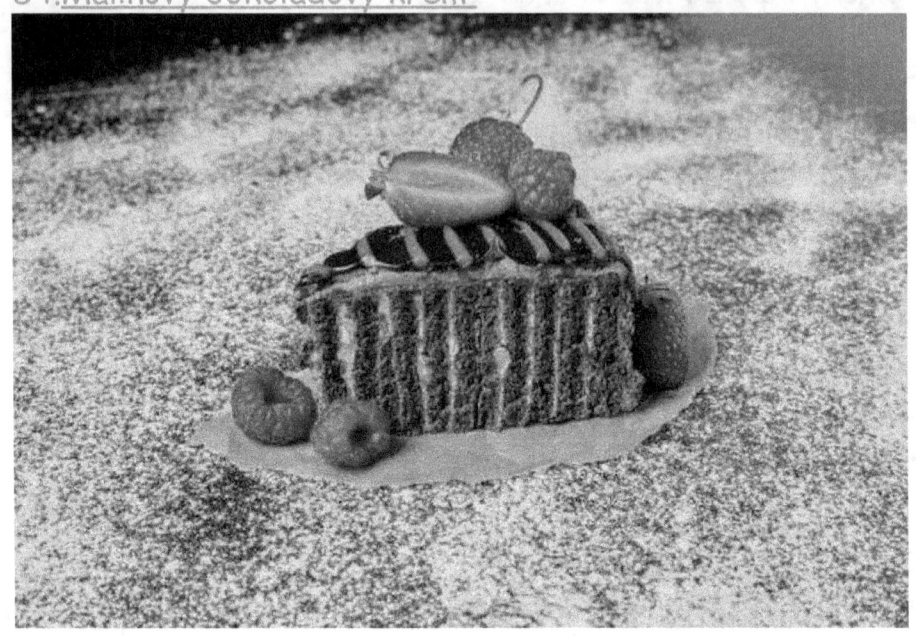

Celkový čas: 15 MIN Servírujte: 4

SLOŽENÍ:
- 1/2 šálku 100% hořké čokolády, nasekané
- 1/4 šálku husté smetany
- 1/2 šálku smetanového sýra, změkčeného
- 2 PL malinového sirupu bez cukru
- 1/4 šálku erythritolu

INSTRUKCE:
- V dvojitém kotli rozpustíme nasekanou čokoládu a smetanový sýr. Přidejte sladidlo Erythritol a pokračujte v míchání. Sundejte z ohně, nechte vychladnout a odstavte.
- Když smetana vychladne, přidejte hustou smetanu a malinový sirup a dobře promíchejte.
- Do misky nebo sklenic nalijeme smetanu a podáváme. Udržujte v chladu.

VÝŽIVA: Kalorie 157,67 | Celkové tuky 13,51g | Čisté sacharidy: 7,47 g | Bílkoviny 1,95g | Vláknina 1g)

85. Syrové kakaové oříškové sušenky

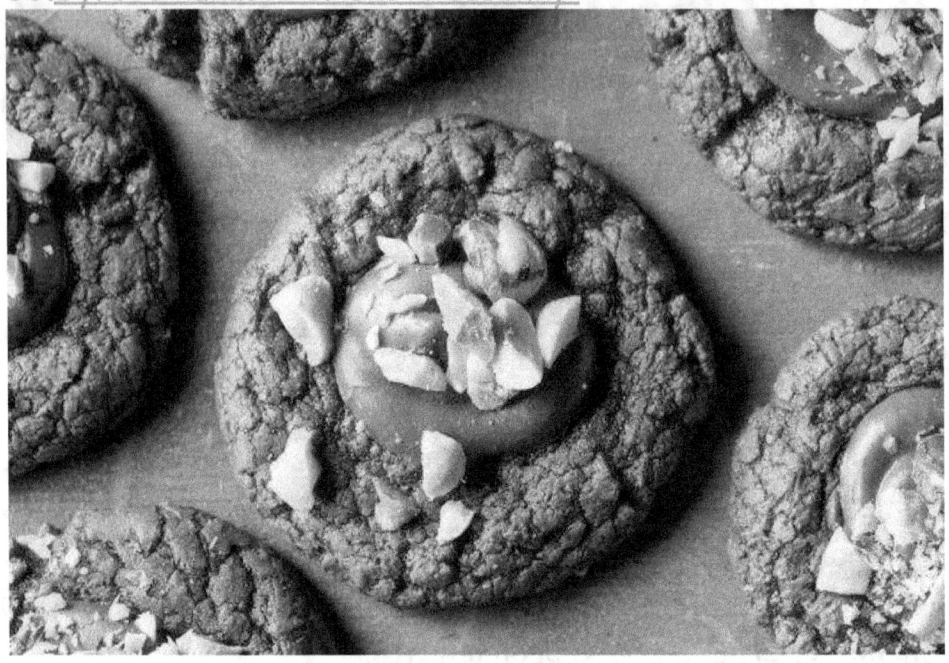

Celkový čas: 6 hodin slouží: 24)

SLOŽENÍ:
- 2 hrnky mandlové mouky
- 1 šálek nasekaných lískových ořechů
- 1/2 šálku kakaového prášku
- 1/2 šálku mletého lnu
- 3 PL kokosového oleje (rozpuštěného)
- 1/3 šálku vody
- 1/3 šálku erythritolu
- 1/4 lžičky tekuté stévie

INSTRUKCE:
- V míse smícháme lněnou a mandlovou mouku, kakaový prášek.
- Vmíchejte olej, vodu, agáve a vanilku. Když se to dobře spojí, vmícháme nasekané lískové ořechy.
- Vytvarujte kuličky, přitlačte je dlaněmi a položte na síta sušičky.
- Dehydratujte jednu hodinu při 145, poté snižte na 116 a dehydratujte alespoň pět hodin.
- Podávejte a užívejte si.

VÝŽIVA: Kalorie 181,12 | Celkové tuky 15,69g | Čisté sacharidy: 8,75 g | Bílkoviny 4,46g | Vláknina: 3,45 g)

86. Dýňové tvarohové muffiny bez hříchu

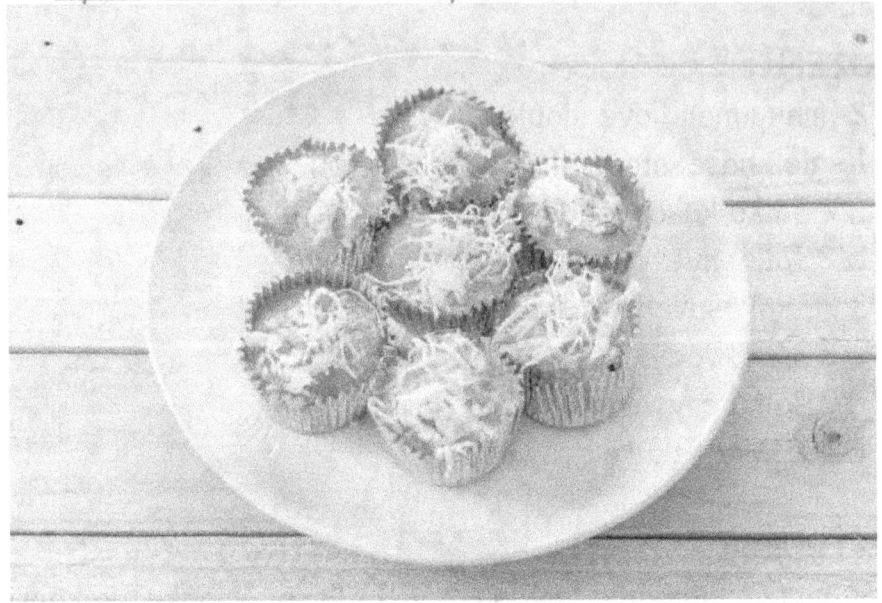

Celkový čas: 15 MIN Servírujte: 6

SLOŽENÍ:
- 1/2 šálku pyré dýně
- 1 lžička koření na dýňový koláč
- 1/2 šálku pekanových ořechů, jemně mletých
- 1/2 šálku smetanového sýra
- 1 PL kokosového oleje
- 1/2 lžičky čistého vanilkového extraktu
- 1/4 lžičky čistého Yacon sirupu nebo Erythritolu

INSTRUKCE:
- Připravte si formu na muffiny s vložkou.
- Do každé formy na muffiny vložte několik mletých pekanových ořechů a vytvořte tenkou kůrčičku.
- V misce smíchejte sladidlo, koření, vanilku, kokos a dýňové pyré. Přidejte smetanový sýr a šlehejte, dokud se směs dobře nespojí.
- Na každou kůrku naberte asi dvě lžíce náplně a uhlaďte okraje.
- Dáme do mrazáku asi na 45 minut.
- Vyjměte z formy na muffiny a nechte 10 minut odležet. Sloužit.

VÝŽIVA: Kalorie 157,34 | Celkové tuky 15,52g | Čisté sacharidy: 3,94 g | Bílkoviny 2,22g | Vláknina: 1,51 g)

87. Kyselé lískooříškové sušenky s šípkovým čajem

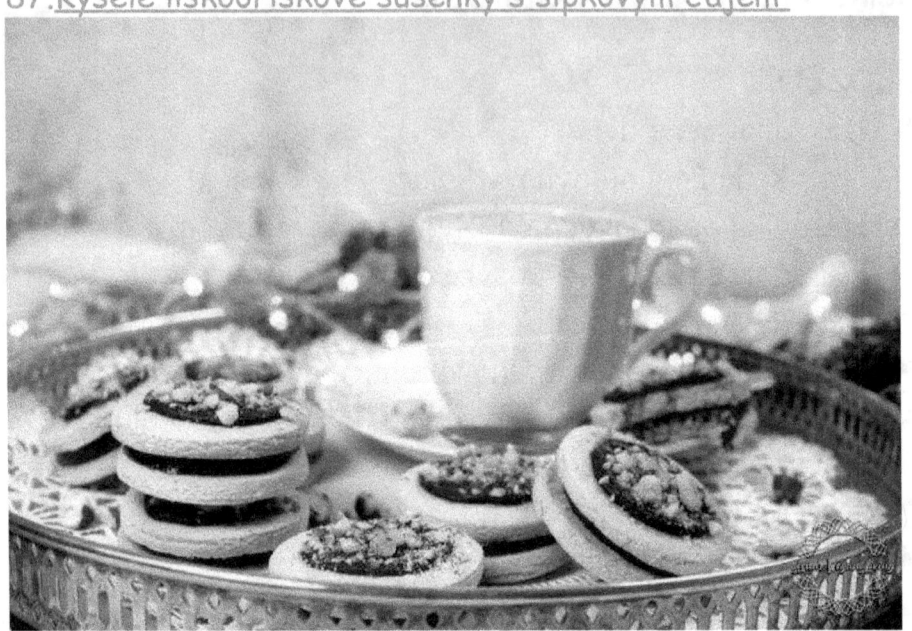

Celkový čas: 50 MIN Porce: 12

SLOŽENÍ:
- 1 vejce
- 1/2 šálku lískových ořechů
- 3 PL kokosového oleje
- 2 hrnky mandlové mouky
- 2 lžíce marantového čaje
- 2 lžičky zázvoru
- 1 PL kakaového prášku
- 1/2 šálku grapefruitové šťávy
- 1 pomerančová kůra z poloviny pomeranče
- 1/2 lžičky jedlé sody
- 1 špetka soli

INSTRUKCE:
- Předehřejte troubu na 360 F.
- Uvařte si šípkový čaj a nechte vychladnout.
- Lískové ořechy rozmixujte v kuchyňském robotu. Přidejte zbývající přísady a pokračujte v míchání, dokud se dobře nepromíchají. Z těsta tvoříme rukama sušenky.
- Sušenky dejte na pečící papír a pečte 30-35 minut. Až budete připraveni, vyjměte plech z trouby a nechte vychladnout.
- Podávejte teplé nebo studené.

VÝŽIVA: Kalorie 224,08 | Celkové tuky 20,17g | Čisté sacharidy: 8,06 g | Bílkoviny 6,36g | Vláknina 3,25 g)

88. Tatarské sušenky s nulovým břichem

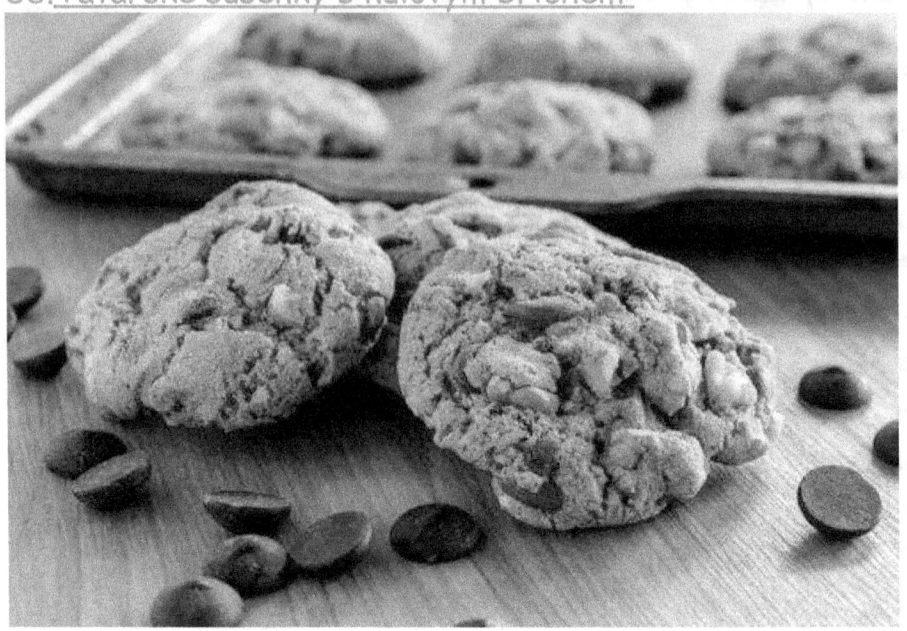

Celkový čas: 35 min Porce: 8)

SLOŽENÍ:
- 3 vejce
- 1/8 lžičky tatarského krému
- 1/3 šálku smetanového sýra
- 1/8 lžičky soli
- Trochu oleje na mazání

INSTRUKCE:
- Předehřejte troubu na 300 F.
- Plech vyložte pečícím papírem a vymažte trochou oleje.
- Oddělte vejce od žloutků. Obojí vložte do různých mís.
- Elektrickým ručním šlehačem začněte šlehat bílky do super bublinky. Přidejte tatarskou smetanu a šlehejte, dokud se nevytvoří tuhé špičky.
- Do misky na žloutky přidejte smetanový sýr a trochu soli. Šlehejte, dokud nejsou žloutky světle žluté.
- Bílky vmícháme do tvarohové směsi. Dobře promíchejte.
- Udělejte sušenky a položte na plech.
- Pečte asi 30-40 minut. Hotové je nechte vychladnout na mřížce a podávejte.

VÝŽIVA: Kalorie 59,99 | Celkové tuky 5,09g | Čisté sacharidy: 0,56 g | Bílkoviny 2,93 g)

89. Zmrzlina z lesních jahod

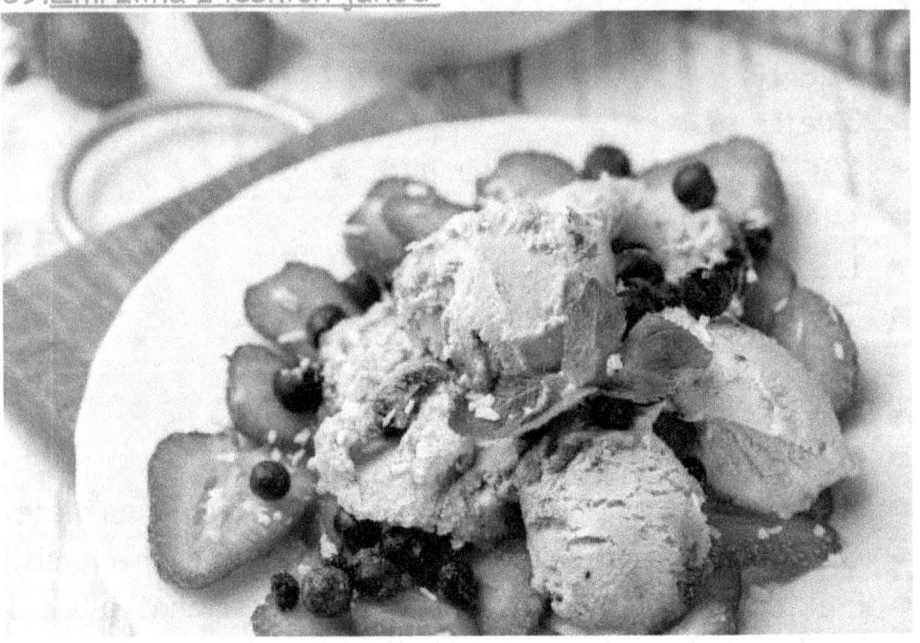

Celkový čas: 5 min Servírujte: 4

SLOŽENÍ:
- 1/2 šálku lesních jahod
- 1/3 šálku smetanového sýra
- 1 šálek husté smetany
- 1 PL citronové šťávy
- 1 lžička čistého vanilkového extraktu
- 1/3 šálku vašeho oblíbeného sladidla
- Ledové kostky

INSTRUKCE:
- Vložte všechny přísady do mixéru. Míchejte, dokud se vše dobře nespojí.
- Před podáváním dejte na 2-3 hodiny do lednice.

VÝŽIVA: Kalorie 176,43 | Celkové tuky 17,69g | Čisté sacharidy: 3,37 g | Bílkoviny 1,9g | Vláknina 0,39g)

90. Mini citronové tvarohové koláče

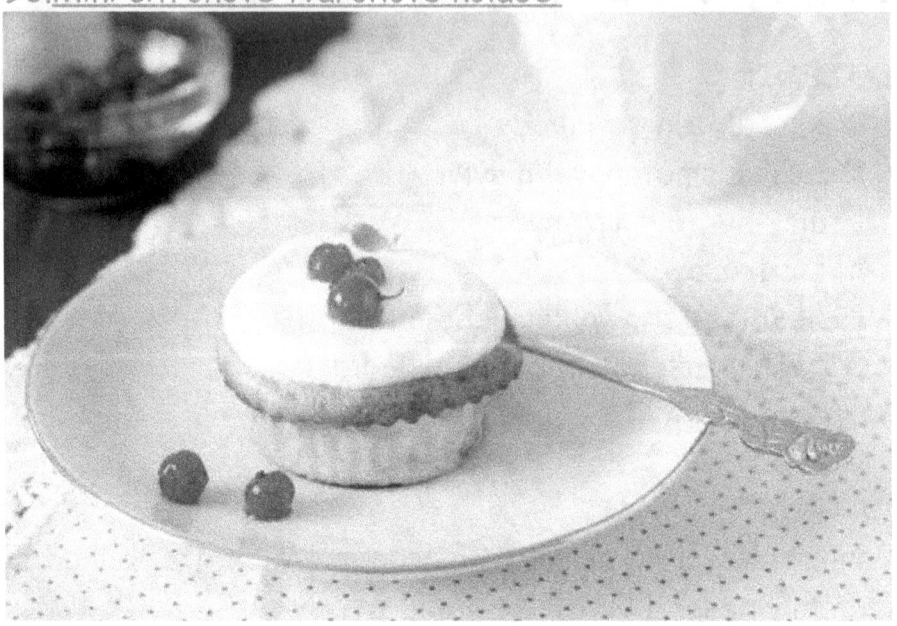

Celkový čas: 5 min Servírujte: 6

SLOŽENÍ:
- 1 lžíce citronové kůry, nastrouhané
- 1 lžička citronové šťávy
- ½ lžičky prášku stévie nebo (Truvia)
- 1/4 šálku kokosového oleje, změkčeného
- 4 lžíce nesoleného másla, změkčeného
- 4 unce smetanového sýra (těžká smetana)

INSTRUKCE:
- Všechny ingredience spolu rozmixujte ručním mixérem nebo mixérem, dokud nebudou hladké a krémové.
- Připravte si formu na cupcaky nebo muffiny se 6 papírovými vložkami.
- Směs nalijte do připravené formy a dejte do mrazáku na 2-3 hodiny nebo dokud neztuhne.
- Posypte šálky další citronovou kůrou. Nebo zkuste použít nasekané ořechy nebo strouhaný, neslazený kokos.

VÝŽIVA: Kalorie 213 | Celkové tuky 23g | Čisté sacharidy: 0,7g | Bílkoviny 1,5g | Vláknina: 0,1 g)

91.Fudgy arašídové máslo čtverce

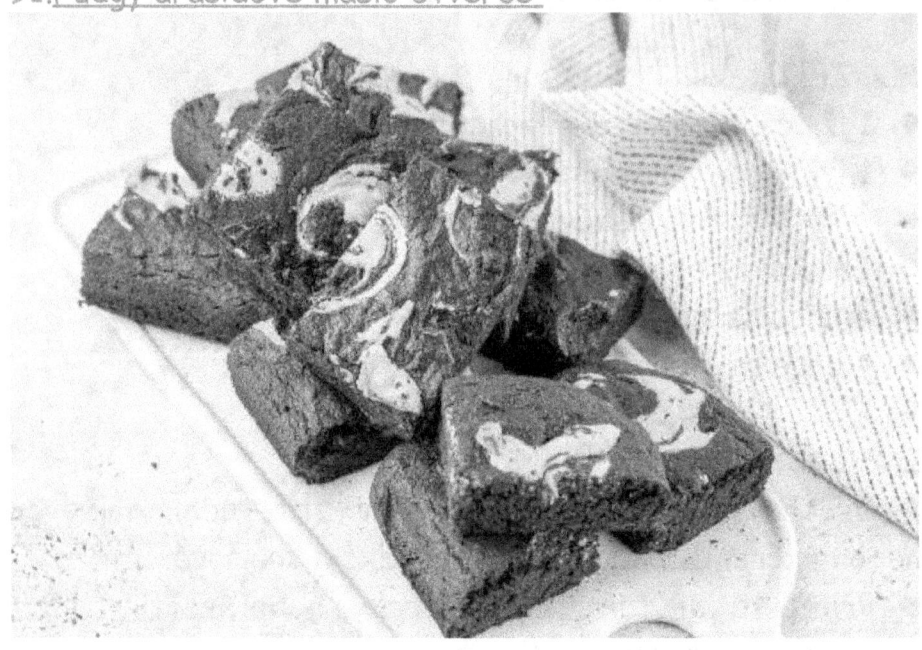

Celkový čas: 10 MIN Porce: 12

SLOŽENÍ:

- 1 šálek přírodního krémového arašídového másla
- 1 šálek kokosového oleje
- 1/4 šálku neslazeného vanilkového mandlového mléka
- špetka hrubé mořské soli
- 1 lžička vanilkového extraktu
- 2 lžičky tekuté stévie (volitelně)

INSTRUKCE:

- V misce vhodné do mikrovlnné trouby změkčte arašídové máslo a kokosový olej. (Asi 1 minutu na středně nízké teplotě.)
- Smíchejte změklé arašídové máslo a kokosový olej se zbývajícími přísadami v mixéru nebo kuchyňském robotu.
- Míchejte, dokud se důkladně nespojí.
- Nalijte do formy o rozměrech 9 x 4" vyložené pečicím papírem.
- Nechte vychladit, dokud neztuhne. Asi 2 hodiny.
- Užívat si.

VÝŽIVA: Kalorie 292 | Celkové tuky 28,9 g | Čisté sacharidy: 4,1 g | Bílkoviny 6g | Vláknina 1,4g)

92. Citronové čtverce a kokosový krém

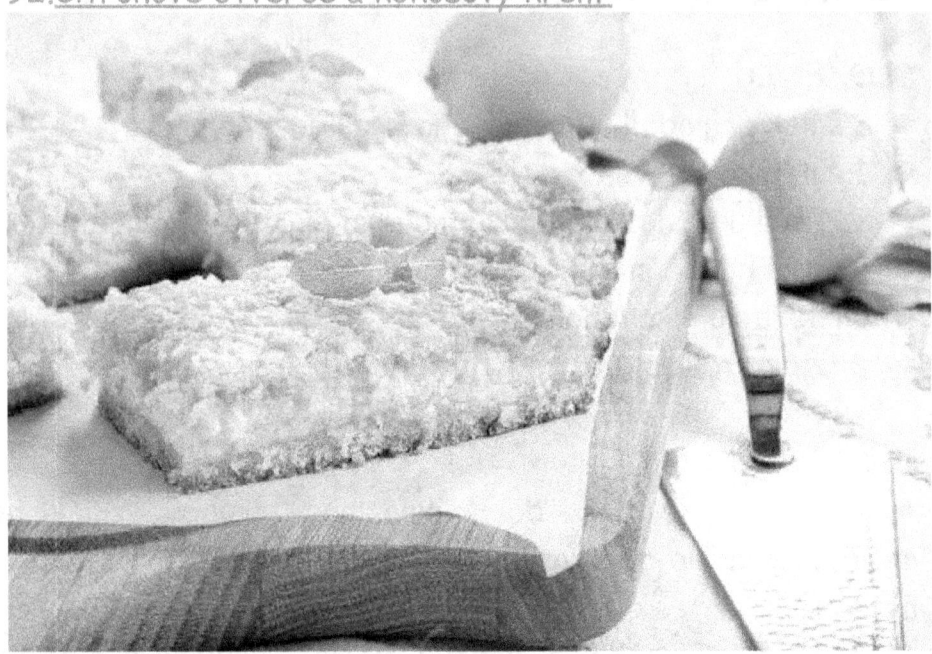

Celkový čas: 1 HOD 5 MIN| Porce: 8)

SLOŽENÍ:
Základna:
- 3/4 šálku kokosových vloček
- 2 PL kokosového oleje
- 1 PL mletých mandlí

KRÉM:
- 5 vajec
- 1/2 citronové šťávy
- 1 PL kokosové mouky
- 1/2 šálku sladidla stévie

INSTRUKCE:
PRO ZÁKLADNU
- Předehřejte troubu na 360 F.
- Do mísy dáme všechny základní suroviny a čistýma rukama vše dobře promícháme, dokud nezměkne.
- Obdélníkový plech vymažeme kokosovým olejem. Nalijte těsto do pekáče. Pečte 15 minut dozlatova. Dejte stranou vychladnout.

PRO KRÉM
- V míse nebo mixéru prošlehejte: vejce, citronovou šťávu, kokosovou mouku a sladidlo. Rovnoměrně nalijeme na upečený koláč.
- Vložte plech do trouby a pečte dalších 20 minut.
- Až budete připraveni, dejte do lednice alespoň na 6 hodin. Nakrájíme na kostky a podáváme.

VÝŽIVA: Kalorie 129 | Celkové tuky 15g | Čisté sacharidy: 1,4g | Bílkoviny 5g | Vláknina 2,25g)

93. Bohatý mandlový dort a čokoládová omáčka

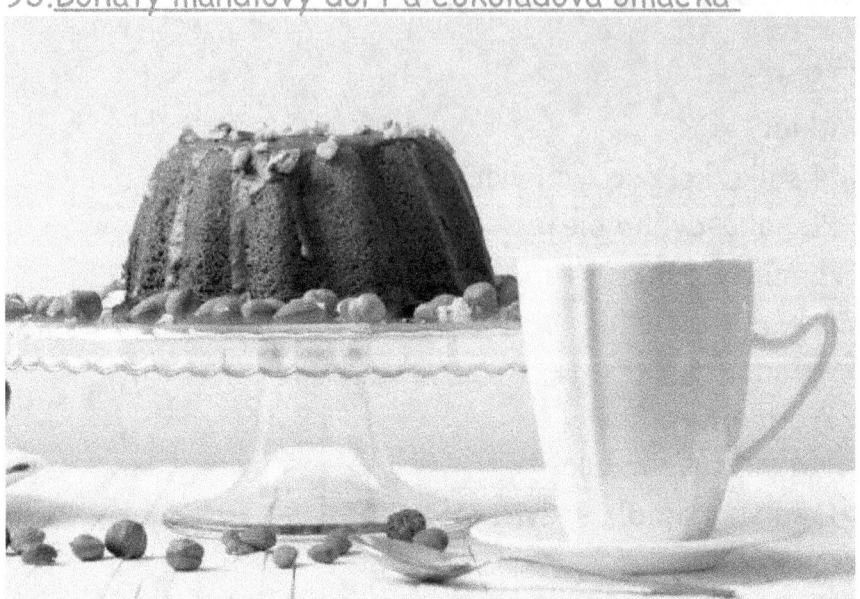

Celkový čas: 10 MIN Porce: 12

SLOŽENÍ:

- 1 šálek mandlového másla nebo namočených mandlí
- 1/4 šálku mandlového mléka, neslazeného
- 1 šálek kokosového oleje
- 2 lžičky tekutého sladidla ze stévie podle chuti

POLEVA: ČOKOLÁDOVÁ OMÁČKA

- 4 lžíce kakaového prášku, neslazeného
- 2 PL mandlového másla
- 2 PL sladidla stévie

INSTRUKCE:

- Rozpusťte kokosový olej při pokojové teplotě.
- Přidejte všechny ingredience do mísy a dobře promíchejte, dokud se nespojí.
- Nalijte směs mandlového másla na plech vyložený pergamenem.
- Dejte na 3 hodiny do lednice.
- V míse smícháme všechny ingredience na polevu. Po ztuhnutí nalijte na mandlový koláč. Nakrájíme na kostky a podáváme.

VÝŽIVA: Kalorie 273 | Celkové tuky 23,3g | Čisté sacharidy: 2,4g | Bílkoviny 5,8g | Vláknina 2g)

94. Dort s arašídovým máslem v čokoládové omáčce

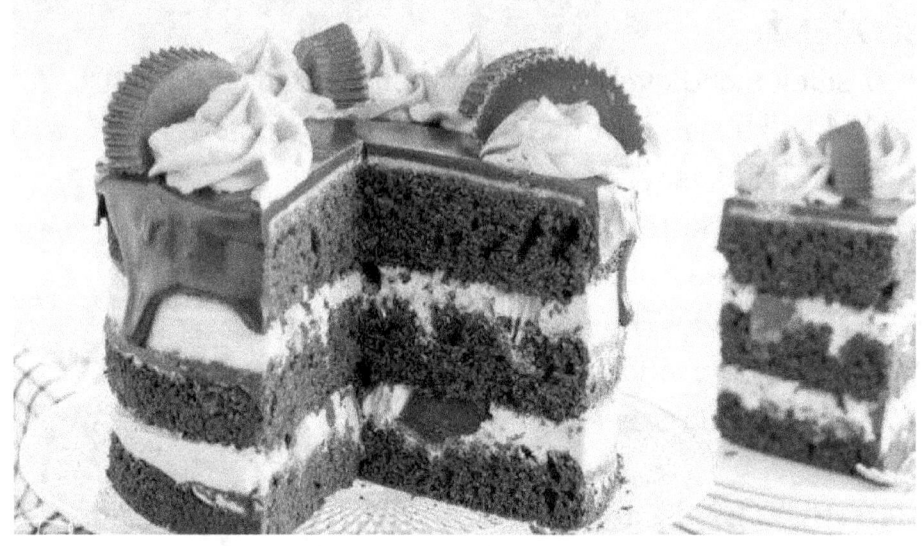

Celkový čas: 10 MIN Porce: 12

SLOŽENÍ:
- 1 šálek arašídového másla
- 1/4 šálku mandlového mléka, neslazeného
- 1 šálek kokosového oleje
- 2 lžičky tekutého sladidla ze stévie podle chuti

POLEVA: ČOKOLÁDOVÁ OMÁČKA
- 2 PL kokosového oleje, rozpuštěného
- 4 lžíce kakaového prášku, neslazeného
- 2 PL sladidla stévie

INSTRUKCE:
- V mikrovlnné misce smíchejte kokosový olej a arašídové máslo; roztavit v mikrovlnné troubě po dobu 1-2 minut.
- Přidejte tuto směs do mixéru; přidejte zbytek ingrediencí a dobře promíchejte, dokud se nespojí.
- Nalijte arašídovou směs do pečicí formy nebo tácu vyloženého pergamenem.
- chlaďte asi 3 hodiny; čím déle, tím lépe.
- V míse smícháme všechny ingredience na polevu. Po ztuhnutí nalijte na arašídové cukroví. Nakrájíme na kostky a podáváme.

VÝŽIVA: Kalorie 273 | Celkové tuky 27g | Čisté sacharidy: 2,4g | Bílkoviny 6g | Vláknina 2g)

SMOOTHIES

95. Zelené kokosové smoothie

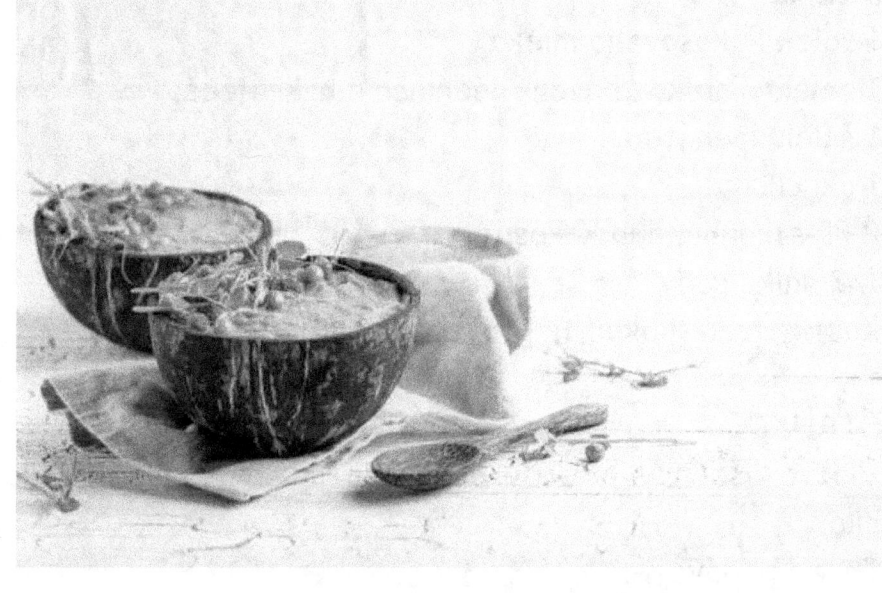

Celkový čas: 10 MIN Servírujte: 2

SLOŽENÍ:

- 1 šálek kokosového mléka
- 1 zelené jablko zbavené jádřinců a nakrájené
- 1 šálek špenátu
- 1 okurka
- 2 PL strouhaného kokosu
- 1/2 šálku vody
- Kostky ledu (pokud je potřeba)

INSTRUKCE:

- Vložte všechny přísady a led do mixéru; pulzovat do hladka.
- Ihned podávejte.

VÝŽIVA: Kalorie 216,57 | Celkové tuky 16,56g | Čisté sacharidy: 8,79 g | Bílkoviny 2,88g | Vláknina: 4g)

96. Zelené ďábelské smoothie

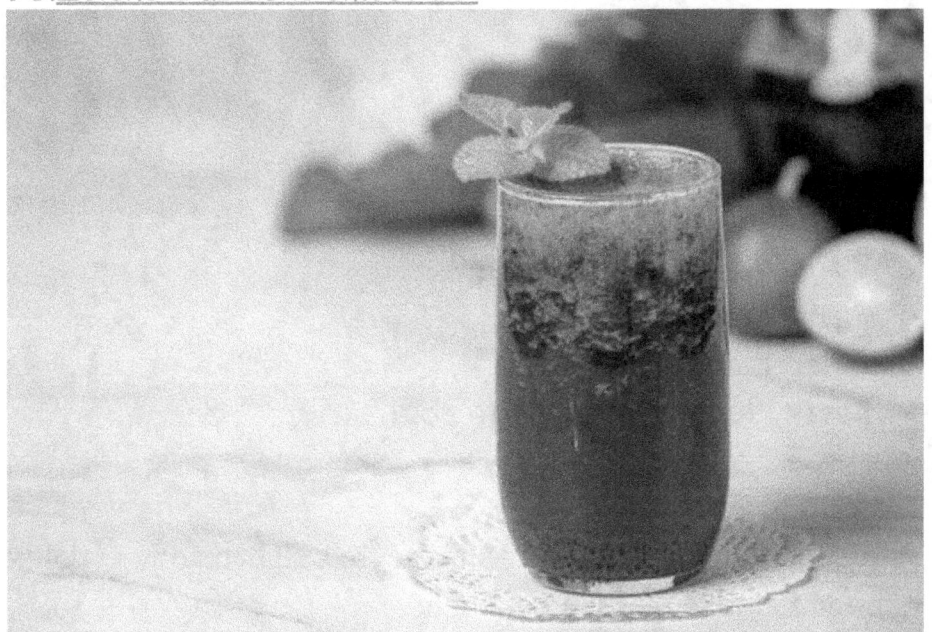

Celkový čas: 10 MIN Servírujte: 2

SLOŽENÍ:
- 3 šálky kapusty, čerstvé
- 1/2 hrnku kokosového jogurtu
- 1/2 šálku brokolice, růžičky
- 2 řapíkatý celer, nakrájený
- 2 šálky vody
- 1 PL citronové šťávy
- Kostky ledu (pokud je potřeba)

INSTRUKCE:
- Všechny ingredience smíchejte dohromady, dokud nebudou hladké a lehce napěněné.

VÝŽIVA: Kalorie 117,09 | Celkové tuky 4,98g | Čisté sacharidy: 1,89 g | Bílkoviny 4,09g | Vláknina 6,18 g)

97.Green Dream Smoothie s nulovým břichem

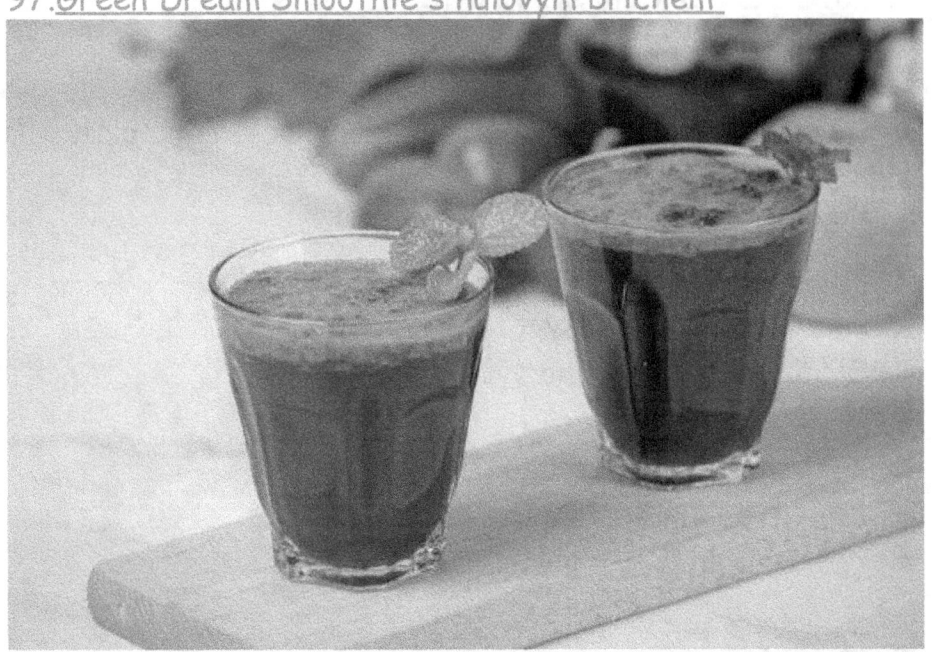

Celkový čas: 10 MIN Servírujte: 4

SLOŽENÍ:
- 1 šálek syrové okurky, oloupané a nakrájené na plátky
- 4 šálky vody
- 1 šálek římského salátu
- 1 šálek avokáda Haas
- 2 PL čerstvé bazalky
- Sladidlo dle vlastního výběru (volitelné)
- Hrst vlašských ořechů
- 2 lžíce čerstvé petrželky
- 1 PL strouhaného čerstvého zázvoru
- Kostky ledu (volitelné)

INSTRUKCE:
- V mixéru smíchejte všechny ingredience a rozmixujte dohladka.
- Pokud je použit, přidejte led. Podávejte vychlazené.

VÝŽIVA: Kalorie 50,62| Celkové tuky 3,89g | Čisté sacharidy: 1,07 g | Bílkoviny 1,1g | Vláknina 2,44 g)

98. Smoothie z celeru a ořechů s nulovým břichem

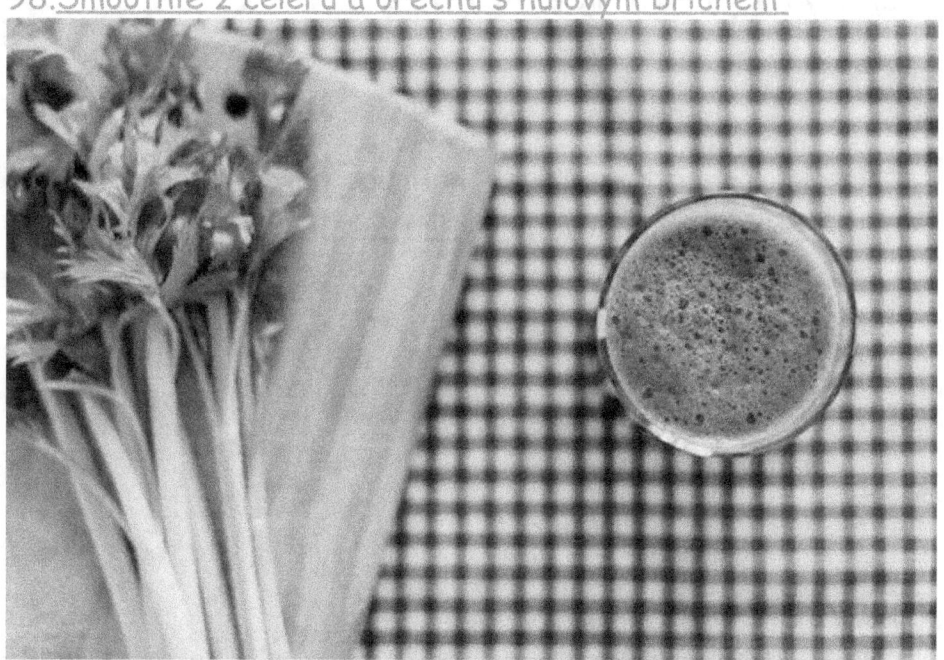

Celkový čas: 10 MIN Servírujte: 2

SLOŽENÍ:

- 2 řapíkatý celer
- 1 šálek špenátových listů, nahrubo nasekaných
- 1/2 šálku pistáciových oříšků (nesolených)
- 1/2 avokáda, nakrájené
- 1/2 šálku limetky, šťáva
- 1 PL Konopných semínek
- 1 lžíce mandlí, namočených
- 1 šálek kokosové vody
- Kostky ledu (volitelné)

INSTRUKCE:

- Přidejte všechny ingredience do mixéru s několika kostkami ledu a mixujte do hladka.

VÝŽIVA: Kalorie 349,55 | Celkové tuky 17,88g | Čisté sacharidy: 5,01 g | Bílkoviny 11,08g | Vláknina 9,8 g)

99. Smoothie s limetkou a mátou

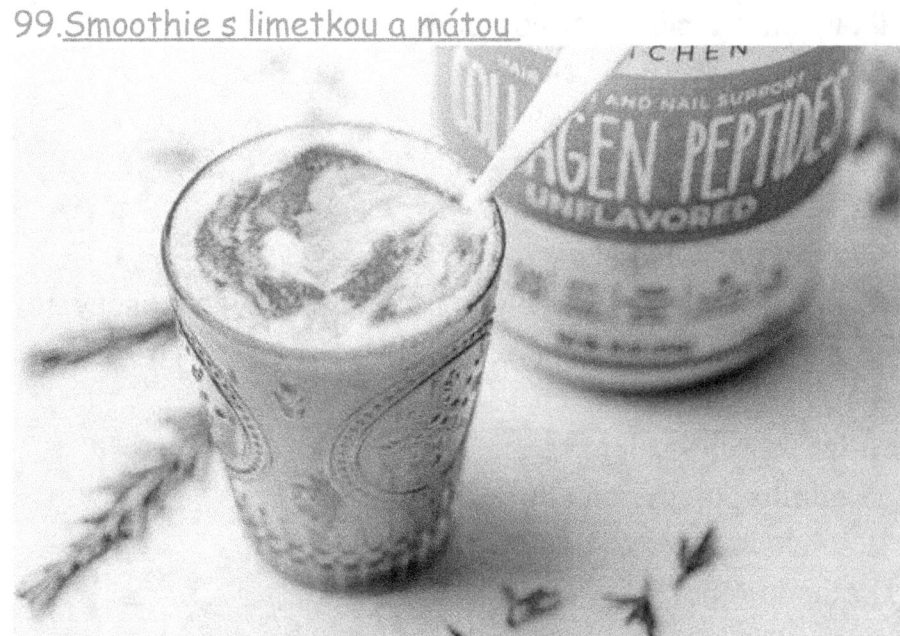

Celkový čas: 5 min Servírujte: 4

SLOŽENÍ:
- 1/4 šálku čerstvých lístků máty
- 1/4 šálku limetkové šťávy
- 1/2 šálku okurky, nakrájené
- 1 polévková lžíce čerstvých lístků bazalky, nasekaných
- 1 lžička chia semínek (volitelně)
- Hrst chia semínek
- 3 lžičky kůry z limetek
- Sladidlo dle vlastní chuti
- 1 šálek vody, rozdělený
- Led podle potřeby

INSTRUKCE:
- Vložte všechny přísady do mixéru nebo kuchyňského robotu. Pulzujte do hladka.
- Naplňte sklenice ledem, do každé sklenice nalijte limetu a užívejte si.

VÝŽIVA: Kalorie 28.11 | Celkové tuky 1,16g | Čisté sacharidy: 0,75 g | Bílkoviny 0,84g | Vláknina 1,98 g)

100. Red Grapefruit Kale Smoothies

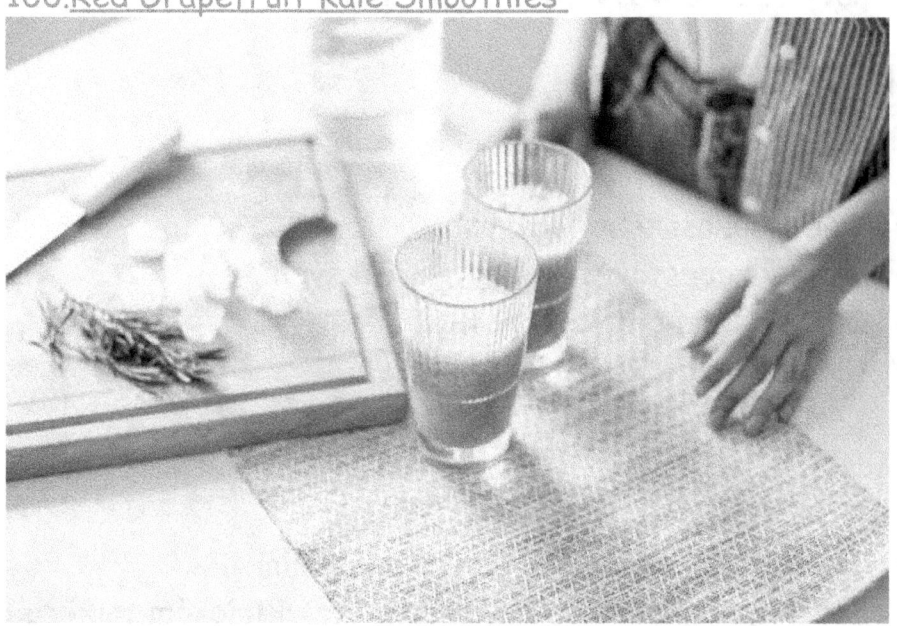

Celkový čas: 10 MIN Servírujte: 4

SLOŽENÍ:
- 2 šálky melounu
- 1/4 šálku čerstvých jahod
- 8 uncí kokosového jogurtu
- 2 šálky kapustových listů, nakrájených
- 2 PL sladidla dle vaší chuti
- 1 led podle potřeby
- 1 šálek vody

INSTRUKCE:
- Očistěte grapefruit a odstraňte semínka.
- Všechny ingredience smíchejte v elektrickém mixéru a míchejte do hladka. Pokud je použit, přidejte led a podávejte.

VÝŽIVA: Kalorie 260,74 | Celkové tuky 11,57g | Čisté sacharidy: 2,96 g | Bílkoviny 4,42g | Vláknina 7,23 g)

ZÁVĚR

Na konci této transformační cesty doufáme, že vás kniha Zero Belly Cookbook inspirovala k tomu, abyste přijali výživný a vyvážený přístup ke stravování. Recepty a zásady sdílené v této kuchařce jsou navrženy tak, aby vám pomohly dosáhnout zdravějšího těla a šťastnějšího a energičtějšího života.

S kuchařkou Zero Belly Cookbook máte nástroje k pozitivním změnám ve svých stravovacích návycích. Každý recept je pečlivě vytvořen tak, aby vám poskytl živiny, které potřebujete, a zároveň podpořil vaše cíle v oblasti hubnutí a celkového zdraví. Přijetím přístupu Zero Belly nepřijímáte pouze krátkodobou dietu, ale spíše dlouhodobý životní styl, který podporuje udržitelné zdraví a pohodu.

Takže, až budete pokračovat na své cestě ke zdravějšímu já, nechte kuchařku Zero Belly Cookbook být vaším důvěryhodným společníkem, který vám poskytne výživné recepty, užitečné tipy a pocit posílení. Přijměte sílu zdravých ingrediencí, ohleduplné stravování a vyvážený přístup k výživě. Každé jídlo, které připravíte z této kuchařky, je příležitostí k vyživení vašeho těla a k výběru, který podpoří vaši celkovou pohodu.

Ať je vaše kuchyně plná vůní výživných ingrediencí, radosti z vaření a uspokojení z výživy vašeho těla lahodnými jídly. Na zdraví, abyste byli zdravější a život plný vitality a pohody!

www.ingramcontent.com/pod-product-compliance
Lightning Source LLC
LaVergne TN
LVHW021701060526
838200LV00050B/2453